Yoga

Ulla Thomsen

Richtige Atmung und Entspannung durch YOGA

FALKEN

Im FALKEN Verlag sind zum Thema Yoga folgende Titel erschienen:
»Yoga für Jeden« (Nr. 341)
»Yoga gegen Haltungsschäden und Rückenschmerzen« (Nr. 394)
»Yoga – Weg zur Harmonie« (Nr. 4417)
»Yoga für Schwangere« (Nr. 777)

ISBN 3 8068 0321 8

Umschlaggestaltung: Zembsch' Werkstatt, München
Titelbild: H. W. Hesselmann, München
Fotos: Wolfgang Zöltsch, Greisheim
Die Ratschläge in diesem Buch sind von der Autorin und vom Verlag sorgfältig erwogen und geprüft, dennoch kann eine Garantie nicht übernommen werden. Eine Haftung der Autorin bzw. des Verlags und seiner Beauftragten für Personen-, Sach- und Vermögensschäden ist ausgeschlossen.
Gesamtherstellung: Neuwieder Verlagsgesellschaft mbH, Neuwied

18032173X161 514

Inhalt

Einleitung

Yoga ist seit längerem auf dem besten Wege, im westlichen Kulturkreis zu einer Lebenslehre zu werden, die auf der Überzeugung gründet, das Dasein des modernen Menschen erträglicher, ja glücklicher machen zu können. Wie ist das möglich?
Als Lebensphilosophie, die auf jahrtausendealten Erfahrungen der asiatischen Kultur beruht, ist Yoga immer auch zutiefst religiös gewesen, weshalb manche Menschen unserer Zeit dem Yogatrend mit einer gewissen Skepsis gegenüberstehen.
Der Hauptgrund für die zunehmende Ausbreitung dürfte wohl in der Tatsache zu suchen sein, daß Yoga ein erstaunlich logisches System der Selbstentwicklung (Selbsterziehung) ist. Immer mehr Menschen erkennen, wie wichtig diese Lehre für ihr persönliches Leben sein kann.
Der Begriff Yoga stammt aus dem Sanskrit und hat denselben indogermanischen Wortstamm Yug oder Jug wie das deutsche Wort Joch. Yoga bedeutet demnach soviel wie »ins Joch gehen« oder »Selbstbemeisterung«: Körper und Geist sollen ins Joch genommen, das heißt beherrscht werden.
Die Yogaregeln wurden in vorchristlicher Zeit im allgemeinen von Generation zu Generation nur mündlich überliefert. Das wohl berühmteste Lehrbuch, die »Yoga-Sutras« von Patanjali, geht auf noch ältere mündliche Überlieferungen zurück. Nach dieser Form wurde Yoga in 8 Stufen eingeteilt:

- Stufe 1 und 2:
  Lehren zum moralischen Leben
- Stufe 3:
  Übungen bestimmter Körperstellungen (Asanas)
- Stufe 4:
  Regelung der Atemtechnik
- Stufe 5:
  Loslösen der Wahrnehmung
- Stufe 6 und 7:
  geistige Konzentrationsübungen
- Stufe 8:
  Versenkung in die Weisheiten der Natur (Meditation, Kontemplation)

Im ursprünglichen Sinne dient Yoga in den indischen Religionen der geistigen Konzentration, die durch Herrschaft über den Körper den Geist befreien will, um so zu höherer, die Sinne übersteigender Erkenntnis, zum göttlichen Ursprung zu gelangen. Ein Europäer wird Yoga in dieser traditionellen Form nur selten ausüben können oder wollen. Dennoch wird auch das moderne Yogastudium zum eigenen Nutzen etwas von jener Lebensweisheit vermitteln, die über Jahrtausende hinweg von den Yogis fast aller asiatischen Religionen durch sorgfältiges Beobachten aller menschlichen Reaktionen erworben wurde. Es ist kein Zufall, daß manche wis-

senschaftlichen Erkenntnisse der Psychologie und auch das autogene Training dort ihre Wurzel haben.
Im Laufe der Jahrhunderte haben sich verschiedene Yogazweige entwickelt, von denen für uns vor allem das Hatha-Yoga wichtig ist, eine Körperkultur bzw. praktische Lebensphilosophie, die wesentlich auf den Asanas (Yogastellungen) und einer richtigen Atemtechnik aufbaut. Hatha-Yoga widmet sich allen Funktionen des menschlichen Körpers: von der Atmung über die Ernährung bis zur Ausscheidung, aber auch dem Ablauf der Denkprozesse, wiederum in Verbindung mit Atmung und Bewegung.
Der Grundgedanke dabei ist, daß das Leben wesentlich durch das eigene Wollen geformt wird: Yoga hilft, unsere Lebensgesetze zu erkennen und sie in Wissen umzuwandeln. Und weil immer mehr Menschen nach einer Lebenshilfe suchen, die es ihnen angesichts des schnellen Wandels von wirtschaftlichen, sozialen und kulturellen Verhältnissen erlaubt, sich nicht nur zu behaupten, sondern auch zu einem erfüllteren und gesünderen Leben zu finden, konnte Yoga zu einer bislang ungeahnten Popularität gelangen.
Mittelpunkt der Yogatechnik für Europäer ist die Verschmelzung der Weisheit des Ostens mit den wissenschaftlichen Erkenntnissen des Westens – ein Weg, seelisches Gleichgewicht und körperliches Wohlbefinden zu erreichen, indem alle Bereiche des eigenen Seins unter Kontrolle gebracht werden. So gelangt man zu jener inneren Ruhe, die schließlich nervöse Störungen behebt, Verkrampfungen löst und das innere Gleichgewicht herstellt.
In einer solchen Yogatechnik spielen vor allem zwei Bereiche eine wichtige Rolle: Entspannung und die richtige Beherrschung des Atmens, die auch beim Hatha-Yoga, einem der ältesten Körperkultursysteme der Welt, den Mittelpunkt bilden. Darauf baut unser Übungsteil wesentlich auf. Wer die darin enthaltenen Übungen in persönlich angepaßter Form täglich systematisch anwendet, wird nicht enttäuscht werden.

Der moderne Europäer und Yoga

Wir gehen davon aus, daß in der westlichen Welt kaum ein Mensch so unabhängig ist, daß er sich völlig vom Druck wirtschaftlicher bzw. beruflicher Belastungen freihalten kann. Das führt zu allen möglichen Beschwerden, die schließlich in den großen Komplex Nervosität einmünden.

Wenn wir nach den Ursachen dieser Nervosität forschen, suchen wir die Schuld meist außerhalb unseres eigenen seelischen Bereichs: in belastenden Zeitumständen, in der Hektik und dem Treiben des Alltags, in schwierigen Familienverhältnissen oder im Streß des Berufslebens. Natürlich können nervöse Erkrankungen auch durch äußere Einflüsse entstehen oder gefördert werden, weshalb sie gerade in der gegenwärtigen Zeit besorgniserregend zunehmen. Der moderne Mensch kann sich solchen äußeren Einflüssen kaum entziehen, deshalb sollte er sich aktiv mit ihnen auseinandersetzen. Mit Hilfe des Yogatrainings kann er zu einer ständigen geistigen Kontrolle und zur sinnvollen Gestaltung seines Lebens gelangen. Dazu muß er zunächst den allgemeinen Zusammenhang, der zwischen bestimmten geistig-seelischen Vorgängen und den Organen seines Körpers besteht, erkennen: etwa zwischen dem Herzen und der Liebe, zwischen der Leber und nervöser Reizbarkeit oder zwischen der Magengegend, dem Sonnengeflecht (Plexus solaris) des sympathischen Nervensystems, und geistiger Erkenntnis. So wird auch verständlich, daß der Yogalehre zufolge die große kosmische Energie ihren Sitz in der Gegend des Zwerchfells hat.

Ein Mensch kann nur dann seelisch gesund sein, wenn er seiner geistigen Bestimmung entsprechend lebt. Gesundheit ist die vollkommene Harmonie von Körper, Geist und Seele. Aus der Erkenntnis, daß nervöse Erkrankungen nicht im herkömmlichen medizinischen Sinne behandelt werden können, entwickelte sich die Psychotherapie, die eigentlich Hilfe zur Selbsthilfe ist. Yoga ermöglicht solche Selbsthilfe auf noch direkterem Wege.

Yoga ist ein Weg der geistigen Schulung mit dem Ziel, das eigene Sein, den ganzen Körper unter Kontrolle zu bringen, wobei das Schwergewicht auf dem vegetativen Nervensystem liegt. Dieses Innenwelt- und Lebensnervensystem reguliert selbsttätig (autonom) alle wichtigen Funktionen: Atmung, Verdauung, Stoffwechsel, Sekretion, Wasserhaushalt usw. Es ist verantwortlich für das harmonische Ineinandergreifen aller Körperfunktionen. Wer sein vegetatives Nervensystem beherrschen lernt, wird auch sein seelisches Gleichgewicht erreichen und zu jener inneren Ruhe gelangen, die schließlich nervöse Störungen beheben kann.

Zu diesem geistigen Schulungsweg gehört auch, sich bestimmte unbewußte Tätigkeiten, die jeder von uns Tag für Tag ausübt, bewußt zu machen; sie lassen sich schließlich in einer Weise steigern, daß sie regenerierend wirken. Insofern können wir das wesentliche Ziel des Yogastudiums anstreben in dem Sinne: Erfolgreich und fit durch geistiges Yogatraining!

Atmen – Ruhen – Denken – Handeln: Dies sind natürliche, für das menschliche Leben unentbehrliche Funktionen. Ohne Atem würde der Mensch sterben, ohne Ruhe zusammenbrechen; der Entspannung geht die Anspannung voraus. Wer nicht entspannen kann, verkrampft in ständiger Anspannung. Ohne bewußtes Denken und Handeln würde es weder geistigen noch materiellen Fortschritt geben.

Schon diese kurze Darstellung verdeutlicht, warum sich Yoga von jeder Art Gymnastik grundlegend unterscheidet. Es erfaßt nicht nur einen Teilbereich, sondern die ganze Persönlichkeit des Menschen.

Westliche Körperkulturen pflegen seit der Antike den sportlichen Wettstreit, der nicht in erster Linie dem Glück des Menschen dient, sondern vor allem Wettbewerbsprinzipien unterliegt, die ihn einseitig fordern. Yoga hingegen verfolgt andere Ziele:

- Es ist ausgerichtet auf eine harmonische Entwicklung von Körper und Geist. Es dient dem Glück des Menschen.
- Yogaentspannung vermag Angst- und Verkrampfungszustände zu beseitigen; anschließend fühlt man sich erleichtert und gekräftigt.
- Yoga trägt auf verschiedene Weise dazu bei, die Störung des natürlichen Gleichgewichts als wahre Ursache des Krankwerdens zu erkennen und zu lindern. Dadurch lernt der moderne Europäer, Zivilisationsschäden zu vermeiden oder zu heilen.
- Yoga sorgt (in Verbindung mit naturgemäßer Ernährung) für eine bewußte und zielgerichtete Erhaltung der Gesundheit: Bewegung, Ausscheidung von Stoffwechselendprodukten, ausreichende Sauerstoffzufuhr durch rhythmische Tiefatmung und Konzentration sowie Anregung der Drüsensekretion.
- Yoga führt zur Schärfung der Sinnesorgane und Erweiterung der geistigen Fähigkeiten bzw. des Denkens.

Mancher ruhelose, verunsicherte und vereinsamte Mensch unserer modernen Leistungsgesellschaft fand durch Yoga den Weg zu einer beglückenden Selbstbestätigung. Und jeder, der bereit ist, etwas Zeit für das Studium der Funktionsweise von Körper und Seele aufzubringen und folgerichtig eine ihm gemäße Yogatechnik zu praktizieren, wird nicht nur zu einem gesünderen, reicheren Leben finden, sondern auch länger jung bleiben und glücklicher leben.

Die alten Philosophen des Ostens studierten das Leben. Sie wußten nichts von den wissenschaftlichen Errungenschaften unserer Zeit. Dennoch hatten sie uns Wesentliches voraus, das wir heute neu von ihnen lernen können. Vielleicht liegt gerade darin ein Hauptgrund verborgen, warum Yoga im westlichen Kulturkreis mehr und mehr an Bedeutung gewinnt.

Atem ist Leben

Im Atemholen sind zweierlei Gnaden:
Die Luft einziehen, sich ihrer entladen;
Jenes bedrängt, dieses erfrischt;
So wunderbar ist das Leben gemischt.
Du danke Gott, wenn er dich preßt,
Und dank ihm, wenn er dich wieder entläßt.

(Goethe: West-östlicher Divan)

Wenn ein Kind geboren wird, ist das Wichtigste sein erster Atemzug: ein Schrei. Damit beginnt ein neues Leben, das in seiner gesamten Spanne eine ununterbrochene Folge von Atemzügen sein wird, im Schlafen und im Wachen. Der Mensch kann viele Tage ohne Nahrung leben, aber nur wenige Minuten ohne zu atmen. Ohne Atem gibt es kein Leben auf unserer Erde.

Bis etwa zum 5. Lebensjahr atmet ein Kind instinktiv richtig. Kaum ein älteres Kind oder ein Erwachsener aber atmen noch so, wie die Natur es will. Es gehört zu den merkwürdigen Zivilisationserscheinungen, daß die meisten Menschen nur noch oberflächlich atmen können. Der moderne Mensch scheint weitgehend das Gefühl dafür verloren zu haben, daß Atmen eine wichtige körperliche Funktion ist. Er atmet unbewußt, denkt weder daran, was mit der eingeatmeten Luft in seinem Körper geschieht, noch überlegt er, welche Aufgabe das Ausatmen erfüllt. Die Folge ist eine oberflächliche Atmung, die zum Leben gerade noch ausreicht, nicht aber dazu, Körper, Geist und Seele bis ins hohe Alter hinein vital zu erhalten.

Atem und Geist sind unmittelbar voneinander abhängig; richtiges und bewußtes Atmen befähigt den Menschen erwiesenermaßen nicht nur zu außergewöhnlichen Leistungen, sondern kann auch bei Krankheiten erstaunliche Heilerfolge bewirken. Dies ist eine uralte Erkenntnis der Yogalehre. Atemübungen sind auch eine wesentliche Grundlage der modernen Psychotherapie und haben im autogenen Training eine eigene Methode gefunden.

Der Unterschied zwischen der normalen europäischen Atmungsart und der Yogaatmung ist eklatant. Aber: Richtiges Atmen will wieder gelernt sein.

Eingeatmet wird Luft – deshalb zunächst einige Worte zu diesem Stoff. Man weiß seit langem, daß die Luft in manchen Gegenden außergewöhnlich heilkräftig wirkt. Im Yoga wird ihr sogar energiespendende Kraft zugesprochen. Diese besondere Eigenschaft der Luft entspricht etwa dem Begriff Prana, der für den Yogi eine wichtige Rolle spielt. Im Sanskrit ist Prana eigentlich ein Gattungsname und bedeutet soviel wie kosmische Energie, Lebenskraft, Atem. Prana soll in allem existieren:

im Wasser, in der Erde, im Sonnenlicht, in der Nahrung, vor allem aber in der Luft. Verbesserte Atmung bedeutet deshalb auch Versorgung mit Lebenskraft. Ein Yogi will das Prana, die absolute Energie bzw. die Lebenskraft, die im Äther vorhanden ist, mittels Atmung gewinnen. Die Atembeherrschung wird in der Yogalehre Pranayama genannt.

Atmen ist ein zweifacher Vorgang: ausatmen und einatmen. Der Mediziner unterscheidet zudem zwischen äußerer und innerer Atmung. Die eingeatmete Luft strömt zunächst in die Lungen. Dort wird der Sauerstoff über die feinen Wände der Lungenzellen vom Blut in den Kreislauf aufgenommen. Das Blut transportiert den Sauerstoff zuerst zum Herzen; dann wird er durch die großen Schlagadern des Körpers zu den Kapillargefäßen und von dort durch Diffusion zu den Zellen des Körpers geführt. Auf diese Weise wird der verbrauchte Sauerstoff ständig erneuert, und die Zellen werden genährt.

Schon aus dieser kurzen Schilderung wird einsichtig, daß der Körper um so schwächer wird, je sauerstoffärmer das Blut im Kreislauf ist. Billionen Körperzellen warten jede Sekunde darauf, mit Sauerstoff versorgt zu werden. Die Folgen von oberflächlicher oder schlechter Atmung sind immer die gleichen: Müdigkeit, mangelnde Widerstandskraft gegen Krankheiten, Nervosität.

Die Atmung ist ebenso wichtig. Die mit Sauerstoff gesättigten Zellen laden Kohlendioxyd als Abfallprodukt ab, das im venösen Blut in die Lungen zurückfließt und von dort in der Ausatmung herausgestoßen wird. Der Kreislauf beginnt nun von neuem.

Mit diesen wenigen Worten kann nur angedeutet werden, wie wichtig für den Körper eine richtige Atmung ist. Wenn sie an Tiefe zunimmt, werden nicht nur die Körperzellen besser mit Sauerstoff versorgt, sondern vor allem wird der Anteil an ausgeschiedenem Kohlendioxyd größer. Der in der Lunge zurückbleibende Rest verbrauchter Luft wird auf ein Minimum reduziert. Richtige Atmung macht auch die Lungen widerstandsfähiger gegen Krankheiten.

Kurzum: Richtige Atmung sorgt für Gesundheit, Energie, Kraft und Vitalität!

Yoga lehrt, daß es Prana ist, der den Leib zusammenhält, wobei einsichtig geworden sein dürfte, daß Prana mehr ist als nur Sauerstoff und daß es in der Atembeherrschung nicht in erster Linie auf den Sauerstoff ankommt. Halten wir fest: Richtiges Atmen ist genauso wichtig wie richtiges Entspannen, richtige Ernährung und gesunder Schlaf, um das körperliche und seelische Gleichgewicht zu erhalten!

Atemkorrektur

Wie kann die meist kurze, ruckartige und oberflächliche Atmung in das, was wir als richtiges Atmen bezeichnet haben, umgewandelt werden? Wie kann sie reguliert und vertieft werden?

Zunächst muß die eigene Atmung überprüft und längere Zeit kontrolliert werden. Es ist falsch, beim Atmen gerade noch ein wenig den Brustkorb zu erweitern, den Bauch dagegen überhaupt nicht zu bewegen; genauso falsch ist es auch, bei der Tiefatmung Brust und Schultern anzuheben und diese Bewegung sogar noch mit Baucheinziehen zu unterstützen, was heutzutage leider eine weit verbreitete Atemmethode ist. Zunächst muß also genau kontrolliert werden, ob eine Bauchatmung überhaupt auf Anhieb möglich ist. Infolge anhaltend schlechter Atemgewohnheiten ist die Bauchdecke nämlich oft so verspannt und verhärtet, daß einige Geduld dazu gehört, ihre Entspannung wieder zu erlernen und damit eine wichtige Voraussetzung für einwandfreie Tiefatmung zu schaffen. Ohne Entspannung der Bauchdecke ist eine richtige Atmung nicht möglich!

Übung zur Überprüfung der Atmung

1. Beengende Kleidung ablegen, Rückenlage einnehmen, entspannen.
2. Gründlich ausatmen in der Vorstellung, daß ein Gefäß mit etwas Gutem gefüllt werden soll und dafür zunächst ganz leer sein muß! Die Lungen müssen mit einer ersten und langsamen Ausatmung gründlich geleert werden, damit ohne Bemühung, wie selbstverständlich, Sauerstoff in sie einströmen kann.

Wir müssen lernen, das Gefühl für unseren natürlichen Atem neu zu entwickeln und unseren eigenen Atemrhythmus zu finden. Dazu verhilft auch die Übung Beruhigungsatmung (s. Seite 23).

3. Zur Atemkontrolle ein Buch auf die Bauchdecke (Nabelgegend) legen, langsam tief aus- und einatmen.

Das Ausatmen erfolgt durch die Nase und soll länger dauern als das Einatmen. Aber auch beim Einatmen – wiederum durch die Nase – soll die Luft langsam und ungezwungen einströmen.

Der Atemvorgang ist richtig, wenn sich das Buch beim Ausatmen spürbar senkt und beim Einatmen deutlich hebt.

Atemkapazität

Bevor wir einzelne Atemübungen darstellen, vorab noch einige Bemerkungen zum sogenannten Atemzugvolumen. Es soll in der Yogaatmung allmählich erweitert werden, das heißt, die im Atemzug bewegte Luftmenge wird gesteigert.
Je nach Alter, Geschlecht, Gewicht, Größe und einiger persönlicher Faktoren kann die Lunge durchschnittlich etwa 6 l Luft aufnehmen. Bei gewöhnlicher Atmung wird nur rund 1/10 der Luftmenge in der Lunge ausgetauscht; bei Anstrengung steigt sie leicht auf mehr als 1 1/2 bis 2 l an. In der Regel wird also nur ein geringer Teil des Fassungsvermögens der Lunge für die Atmung genutzt. Die Folgen liegen auf der Hand.
In der Yogaatmung wird die Kapazität nicht vergrößert, indem die Zahl der Atemzüge zunimmt; sie wird vielmehr bei bewußt tiefer Ein- und Ausatmung verringert. Daraus entwickelt sich die »dynamische Atmung«, die zu einer Kunst werden kann. Sie hilft uns, Veränderungen zu erreichen, körperliche Störungen zu heilen und das Wohlbefinden zu vermehren. Eine solche bewußt vertiefte und verlangsamte Atmung stellt sich durch Üben von Pranayama ganz selbstverständlich ein. Das ist wohl auch der Grund dafür, daß in klassischen Hatha-Schriften darüber nichts zu finden ist. Zudem wird empfohlen, Pranayama nicht nur nach schriftlicher Anweisung zu üben, weil das leicht zu Verspannungen führt, sondern es im Yogaunterricht zu erlernen. Im allgemeinen beherrscht man die Übungen erst nach längerer Yogapraxis.
Es bedarf vieler Tiefatmungsübungen (Reinigungsatmung), um den Restluftanteil zu reduzieren und die Luft in den Lungen in größerem Umfang als bei der Normalatmung auszutauschen. Dieser Vorgang hat nicht nur körperliche, sondern zugleich geistige und seelische Auswirkungen, er fördert Denkprozesse und hilft, das Selbstbewußtsein zu vertiefen.
Alle Atemübungen sollen selbstverständlich entweder im Freien oder im gutgelüfteten Raum ausgeführt werden. Am Anfang wird es leichter sein, die Übungen im Liegen vorzunehmen. Besser ist jedoch ihre Ausführung im Stehen oder Sitzen, wobei die Körperhaltung grundsätzlich aufrecht sein muß.

Atmen mit Yoga

Beim Hatha-Yoga ist Atmen der Mittelpunkt. »Ha« heißt in der indischen Ursprache Sonne und ist das Symbol für die positive Energieströmung; »Tha« bedeutet Mond und ist das Symbol für die negative Energieströmung. Wir können daraus ableiten, daß Hatha-Yoga die beiden Strömungen in ein vollendetes Gleichgewicht bringen will, was zu vollkommener Harmonie und besserer körperlicher und seelischer Gesundheit führt.

Vollständige Yogaatmung

Vollständig ist unsere Atmung erst dann, wenn die Lungen im Ausatmen weitgehend geleert und beim Einatmen neu mit Luft gefüllt werden. Ein bestimmter Anteil verbrauchter Luft bleibt dabei in dem schwammartigen Lungengewebe immer zurück. Diese Restluft ist medizinisch sogar wichtig. Sie verhindert, daß die Lunge beim Ausatmen kollabiert. Es kommt nur darauf an, den Kohlendioxydrest auf ein Minimum zu reduzieren.

Machen wir uns nochmals klar, daß der Yogi in der vollkommenen Atmung verstärkt Prana einholt. Diese Lebenskraft erhöht die Vitalität und Frische des Körpers und stärkt die Widerstandskraft gegen Krankheiten.

Volle Atmung

Die Atmung soll durch die Nase erfolgen. Die Aufmerksamkeit wird ganz auf den Atemvorgang konzentriert.

1. Ausatmung: Das Zwerchfell hebt sich langsam, die Bauchdecke senkt sich, und der Oberkörper bleibt unbewegt. Die Luft fließt auch aus den tiefliegenden Lungenpartien heraus. Es ist erstaunlich, wie lange sich noch Luft ausatmen läßt!
2. In der kurzen Pause nach der gründlichen Ausatmung wird der Impuls zum Einatmen ausgelöst. Das Zurückfließen des Atems geschieht ohne unser Zutun.
3. Einatmung: Das Zwerchfell senkt sich langsam, die unteren Lungenpartien füllen sich mit Luft; Rippen und Brustkorb dehnen sich, die mittleren Lungenteile werden mit Luft angefüllt; beim Heben und Dehnen der oberen Rippen füllen sich auch die Lungenspitzen mit Luft.

Dieser Turnus soll gleichmäßig fließend ineinander übergehen, ohne Anstrengung oder Anspannung. Der Rücken bleibt dabei ganz ruhig. Die Übung kann mehrmals wiederholt werden. Sie unterstützt die Herztätigkeit und beruhigt die Nerven.

Langsame Atmung

Normalerweise atmet der Mensch, je nach Geschlecht, Alter und Größe, etwa 12- bis 20mal pro Minute. Das gilt für den normalen Tagesablauf. Beim Üben, vor allem während der Meditation, wird dieser Rhythmus spürbar verlangsamt.

Übung im Sitzen

1. In aufrechter Sitzhaltung die Beine kreuzen. Ausatmen.
2. Langsam einatmen.
3. Die Dauer der Ausatmung verdoppeln oder verdreifachen. Den Rhythmus von Ein- und Ausatmung bewußt kontrollieren; er soll gleichmäßig fließen.

Wer die Technik beherrscht, kann die Übung erweitern:

1. Sitzhaltung mit gekreuzten Beinen einnehmen. Ausatmen.
2. Schöpferische kurze Atempause.
3. Langsam einatmen.
4. Doppelt solange ausatmen.
5. Nach der Ausatmung wiederum eine kleine Atempause vor dem Einströmenlassen des neuen Atems einlegen.

Übung mehrmals wiederholen.

Übung im Liegen

1. Rückenlage einnehmen. Ausatmen. Dabei die Hände locker auf den Bauch legen, so daß sich die Fingerspitzen berühren (Abbildung a).
2. Langsam durch die Nase einatmen. Die Fingerspitzen entfernen sich voneinander, indem sich der Bauch wölbt (Abbildung b).
3. Doppelt solange ausatmen: Die Fingerspitzen treffen wieder zusammen, indem sich der Bauch senkt (Abbildung a).

Bei dieser langsamen Atmung soll möglichst viel Luft aus- und eingeatmet werden. Der Pulsschlag verlangsamt sich, der Organismus wird ruhig.

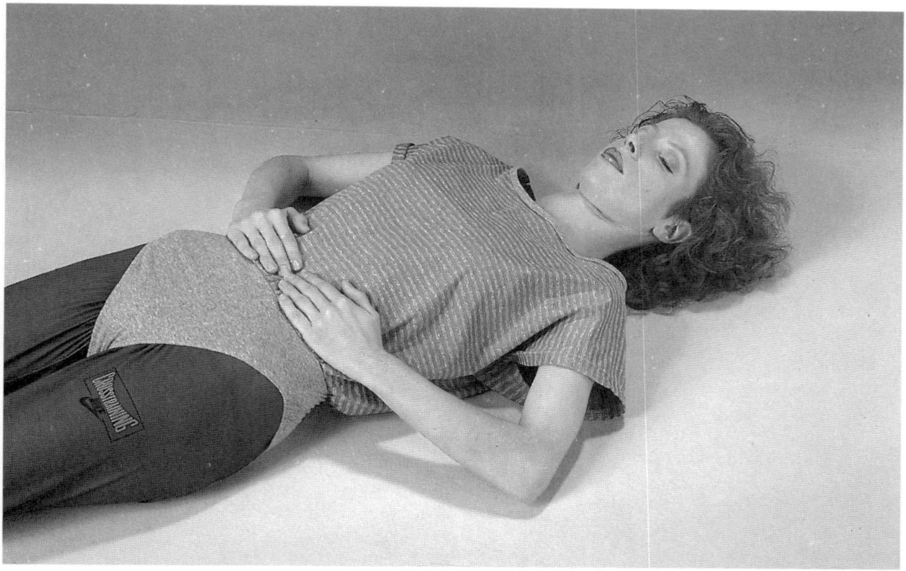

Abbildung a

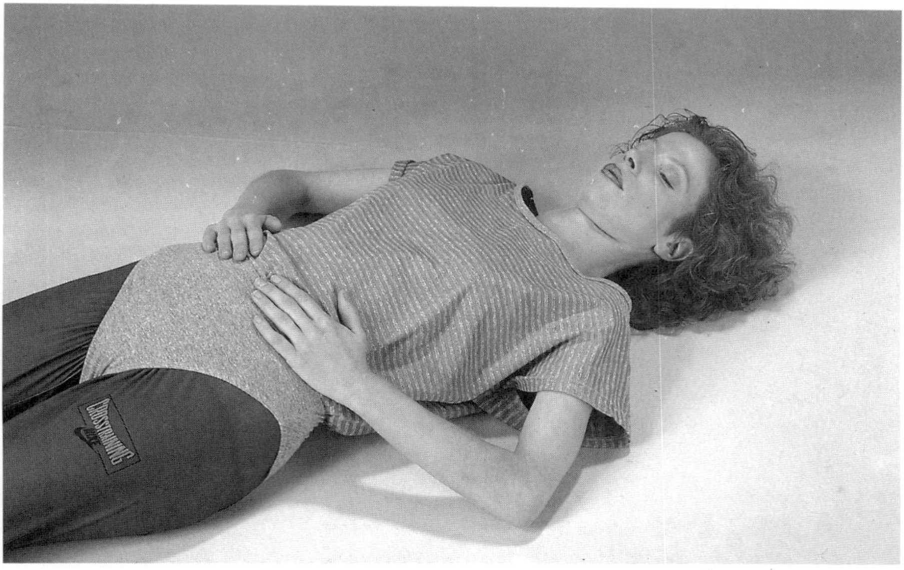

Abbildung b

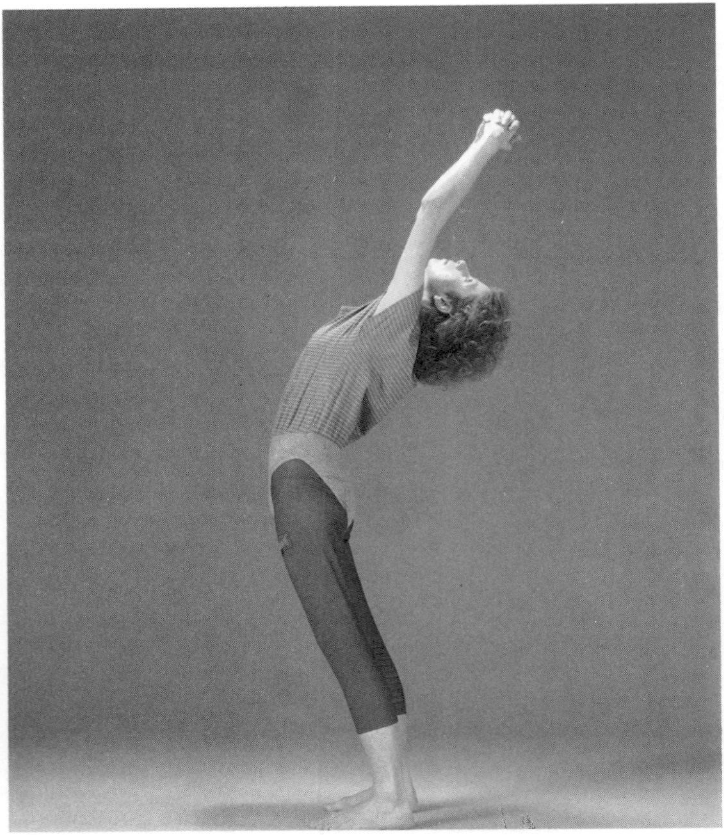

Abbildung a

HA-Atmung

Wenn infolge oberflächlicher Atmung ständig ein zu großer Anteil an verbrauchter Luft in den Lungen zurückbleibt, verursacht das mancherlei Störungen: Kopfschmerzen, mangelnde Vitalität, Unlust, Konzentrationsstörungen und Nervosität. Daraus resultiert, daß Atemübungen vor allem auf bessere Sauerstoffzufuhr (Reinigung) der Lungen abgestellt sein müssen.

Die Yogis messen der Reinigungsatmung eine besondere Bedeutung bei: Wer sie täglich übt, fühlt sich innerlich frisch und gereinigt.
Bei 3maliger Wiederholung der folgenden Übung kann der Luftinhalt der Lungen fast vollständig ausgetauscht werden.

Ausführung:

1. Stellung mit gespreizten Beinen einnehmen. Ausatmen.

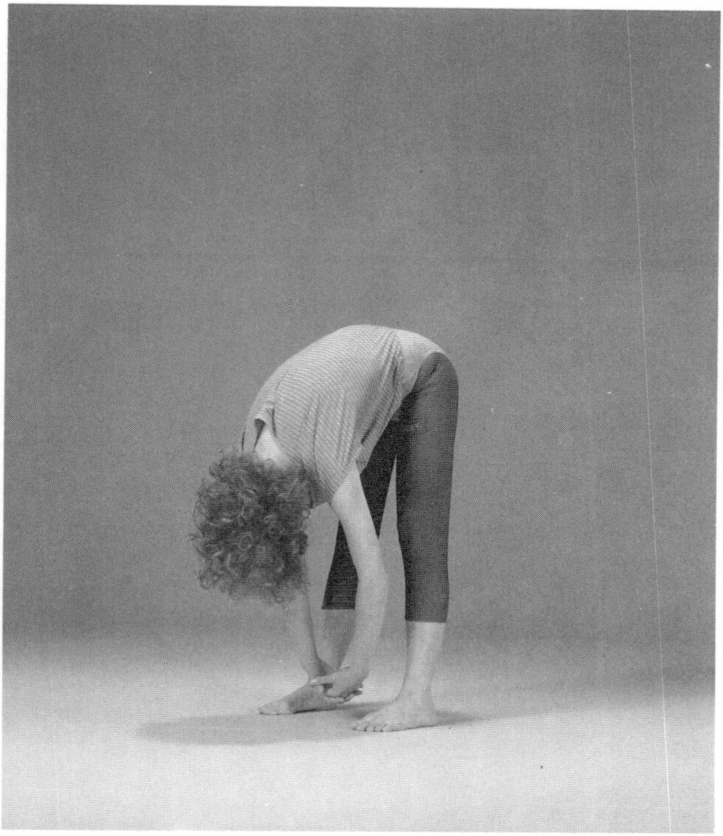

Abbildung b

2. Während der Einatmung Arme seitlich über den Kopf führen und strecken; Hände falten (Abbildung a).
3. Nach leichtem Zurückwippen den Oberkörper und gleichzeitig die Arme nach vorn fallen lassen, dabei den Atem mit der Silbe HA aushauchen. Die Beine bleiben gestreckt, die Arme pendeln zwischen den Beinen, der Oberkörper hängt ganz locker von den Hüften herab (Abbildung b).

4. Nach mehrmaliger Wiederholung des Lautes HA ist der Bauch ganz eingezogen, die Luft ist, bis auf einen kleinen Rest, aus der Lunge entleert worden.
Übung 2mal wiederholen.

Wirkung: Die Übung zielt vor allem darauf ab, einen möglichen Sauerstoffmangel zu beheben und Müdigkeit wegzublasen. Sie ist deshalb ein wichtiges Hilfsmittel, den Körper zu erfrischen.

Reinigungsatmung

Ausführung:

1. In aufrechter Haltung ausatmen.
2. Langsam einatmen.
3. Den Mund bis auf einen schmalen Spalt schließen; die Luft in vielen kurzen, abgerissenen Stößen mit der Kraft von Bauch, Zwerchfell und Rippenmuskeln durch den fast geschlossenen Mund auf F ausatmen.
4. Einatmen durch die Nase.

Reinigungsatem 2mal wiederholen.

Variante:
Die Luft nicht durch den Mund, sondern mit großer Bauchkraft durch die Nasenlöcher ausstoßen.

Wirkung: Nicht nur Blut, Lungen und Atemwege, sondern auch Stirn- und Nasennebenhöhlen werden gereinigt. Der Kopf wird erfrischt, Schnupfen und Kopfschmerzen werden gelindert, Infektionskrankheiten wird vorgebeugt.
Die Reinigungsatmung stärkt außerdem das Nervensystem, kräftigt den Bauch und fördert die Funktion von Leber, Milz, Bauchspeicheldrüse und Verdauung. Sie ist auch bei Aufgaben wichtig, die starke Konzentration verlangen.

S-Atmung

Im Anschluß an die Reinigungsatmung ist eine andere Atemübung zu empfehlen:

Ausführung:

1. Ausatmen.
2. Tief einatmen durch die Nase.
3. Langanhaltendes Ausatmen auf S – so fein wie möglich und sehr langgezogen.

Diese Übung 3mal wiederholen.

Tip: Schließen Sie bei aufrechter Haltung die Augen und lauschen Sie dem Atemstrom nach. Beobachten Sie, wie der Atem beim Einatmen ganz von selbst zurückströmt.

Wirkung: Der S-Atem wirkt nervenstärkend und hilft bei niedrigem Blutdruck.

Hinweis: Diese Übung sollten Sie nicht bei einer Überfunktion der Schilddrüse oder bei hohem Blutdruck anwenden!

Wechselseitige Nasenatmung

Ausführung:

1. Bequeme, aufrechte Sitzhaltung (Beinkreuz- oder Diamantsitz) einnehmen.
2. Zeige- und Mittelfinger der rechten Hand berühren die Nasenwurzel, während der Daumen das rechte Nasenloch zuhält (Abbildung a).
3. Langsam durch das linke Nasenloch ausatmen.
4. Atem wieder einströmen lassen.
5. Daumen lockern. Der kleine Finger hält das linke Nasenloch zu, das rechte Nasenloch ist frei (Abbildung b).
6. Durch das rechte Nasenloch langsam ausatmen und anschließend den Atem wieder zurückströmen lassen.

In gleichmäßigem, langsamem Rhythmus die Übung einige Male wechselseitig wiederholen. Anschließend ausruhen.

Tip: Versuchen Sie, während des Übens Ihren Atem zu dehnen. Erleben Sie in Entspannungslage die Reaktion dieser Übung, indem Sie der ruhigen, gleichmäßigen Nasenatmung nachspüren.

Wirkung: Die wechselseitige Nasenatmung wirkt gut bei Schlaflosigkeit. Sie beruhigt, führt nach innen und schenkt Gelassenheit.

Hinweis: Die Übung ist sehr geeignet als Einleitung zur Meditation.

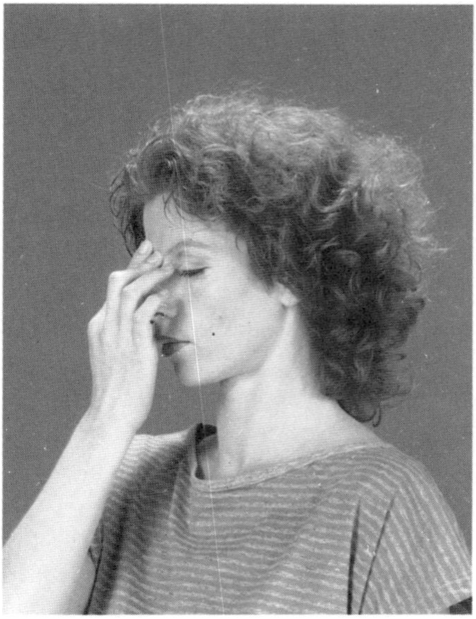

Abbildung a

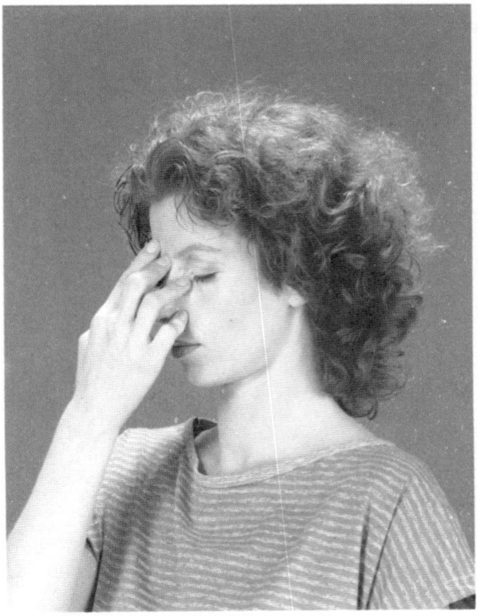

Abbildung b

Solarplexus-Atmung

Bei der Solarplexus-Atmung werden die Gedanken auf das Sonnengeflecht (= Solarplexus) konzentriert:

Ausführung:
1. Entweder in Rückenlage die Beine strecken oder im Sitz die Beine locker kreuzen. Die Finger leicht auf den Solarplexus-Bereich oberhalb der Magengegend legen und die Gedanken dorthin schicken; bewußt ausatmen.
2. Langsam einatmen in der Vorstellung, Prana aufzunehmen.
3. Langsam und bewußt ausatmen. Die Gedanken konzentrieren sich auf die Vorstellung, Prana zum Sonnengeflecht zu schicken.

Mit gleichmäßigem Rhythmus diese Übung einige Male wiederholen. Das Atmen geschieht tief und sehr langsam.

OM-Atmung

Der Laut OM oder AUM ist im Yoga Symbol für vollkommenen Frieden, universale Ruhe. Für den Inder ist er ein kosmischer Urton, der seit Weltbeginn wohltätig auf das Unbewußte im Menschen einwirkt. Der OM-Atem gehört bereits zur höheren Yogapraxis. Er ist ein mächtiger Beruhigungsatem.

Ausführung:
1. Sitzhaltung einnehmen. Bewußt und sehr langsam ausatmen.
2. Nach ganz kurzer Atempause tief einatmen. Die Gedanken konzentrieren sich voll auf den Laut OM.
3. Mund leicht öffnen und langsam ausatmen, dabei anhaltend gleichmäßig den Laut OM ertönen lassen.
4. Übung wiederholen. Dabei eine Hand auf die Brust, die andere flach auf ein Ohr legen: Bei der Ausatmung muß die innere Vibration deutlich spürbar sein.

Wirkung: Einige Wiederholungen dieser Übung genügen, um ein außergewöhnlich beruhigendes, angenehmes Empfinden von innerer Ausgeglichenheit herbeizuführen. Durch die eigenartige Vibrationsmassage der inneren Organe werden die Blutzirkulation und innersekretorische Vorgänge aktiviert.

Beruhigungsatmung im Liegen

Auf diese Übung haben wir bereits bei der Atemprüfung (s. Seite 13) hingewiesen. Sie eignet sich auch sehr gut für die Zeit vor dem Schlafengehen.

Ausführung:

1. In Rückenlage die leicht gespreizten Hände auf den Bauch legen, ohne daß sie sich berühren.
2. Augen schließen und den Atemvorgang möglichst passiv beobachten: Beim Ausatmen den Atem langsam hergeben und abwarten, bis er beim Einatmen ganz von selbst wieder zurückströmt.

Tip: Versuchen Sie, mit Einfühlungsvermögen den Atem zu beobachten, ohne ihn zu stören, dann werden Sie die Wärme und die gleichmäßige Bewegung unter den Händen spüren. Die Übung ist ideal, um den eigenen Atemrhythmus zu finden: Wir lassen den Atem einfach geschehen. Sie können diese Übung auch im Stehen oder Sitzen ausführen.

Wirkung: Diese natürliche Zwerchfellatmung beruhigt das Nervensystem, sie fördert den Schlaf und schenkt Ruhe und Harmonie.

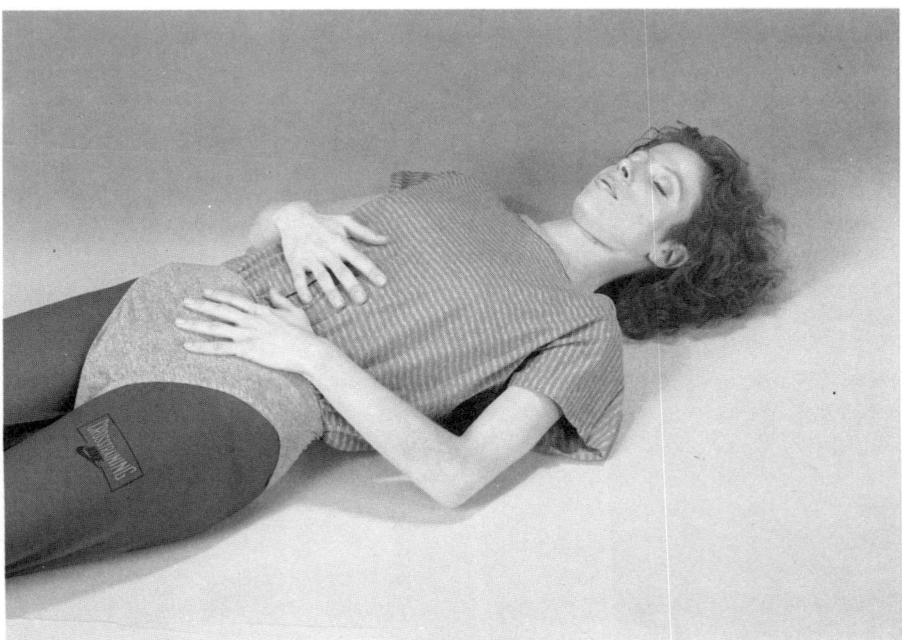

Die vollkommene Atmung

Die vorangegangenen Abschnitte haben verdeutlicht, daß Atmung nicht nur als körperlicher Vorgang aufgefaßt werden kann, sondern einen geistigen Prozeß einschließt.
Für Asiaten sind Entspannung und richtiges Atmen in der Regel viel selbstverständlicher als für uns. Darin liegt die Erklärung, daß manche Pranayamas in von Indern geschriebenen Yogabüchern für uns gar nicht praktikabel sind, zumindest so lange nicht, wie wir die scheinbar so einfache, für manchen aber doch recht schwierige Grundübung des gelösten Atems und seine Bewußtwerdung nicht als Selbstverständlichkeit empfinden.
Wir sagten bereits, daß bewußtes Atmen das wohl wichtigste Mittel ist, um unsere organische Widerstandskraft zu steigern. Die Yogis haben das immer gewußt: Sie atmen so, als hätten sie bei ihrer Geburt eine bestimmte Anzahl von Atemzügen mitbekommen und müßten damit haushalten, sie über ihr Leben verteilen, als würde mit ihrer Erschöpfung ihr Leben zu Ende sein.
Wie ist es nun möglich, seine Atemgewohnheiten umzustellen und sich an Tiefatmung zu gewöhnen? Die ersten Atemübungsversuche sollten so gleichmäßig fließend und rhythmisch ausgeführt werden wie nur möglich. Dabei erfordert die Ausatmung mehr Zeit als die Einatmung. Wer den Atem eines Schlafenden beobachtet, wird feststellen können, daß dieser dem natürlichen Rhythmus entspricht: Nach der Ausatmung folgt eine kurze Pause, nach der die Einatmung ganz von selbst einsetzt. Atempausen nach der Einatmung sind künstliche Pausen; sie werden nur in gewissen Pranayamas für fortgeschrittene Schüler empfohlen.
Wer diese Regeln an den Anfang stellt und ihnen gemäß bewußt atmet, wird schon nach ein oder zwei Wochen feststellen, wie sich allgemeines Wohlbefinden, Energie und Ausdauer steigern.
Wichtig ist, um das nochmals zu betonen, daß bei den Übungen nicht nur Sauerstoff bis zu den äußersten Gliedmaßen des Körpers gelangt, sondern auch die verbrauchte Luft aus den Lungen hinausbefördert wird.
Die folgenden Anregungen sollen das wichtige Kapitel der Atmung abschließen. Sie können dazu dienen, Atemübungen ganz selbstverständlich in den Alltag einfließen zu lassen:

- Benutzen Sie den Weg zur Arbeit oder einen Spaziergang zu bewußter Atmung.
- Denken Sie im Laufe eines Tages, gleichgültig auf welche Weise Sie beschäftigt sind, wiederholt daran, einige tiefe, vollkommene und langsame Atemzüge einzulegen.
- Machen Sie es sich zur Gewohnheit, den Tag mit einer Atemübung zu beenden. Im langsamen, gleichmäßigen Rhythmus der Beruhigungsatmung werden Sie bald eingeschlafen sein.
- Ein besonders geeignetes Training ist auch das Schwimmen. Es verbindet tie-

fes Atmen mit rhythmischer Bewegung; im Wasser liegend wird der ganze Körper gewissermaßen zu tiefster Atmung gezwungen. Somit ist Schwimmen eine ausgezeichnete Ergänzung für Yogaübungen.

Diese wenigen Hinweise mögen genügen, um zu zeigen, wie Tiefatmung bei ganz alltäglichen Gelegenheiten systematisch geschieht, wenn Sie sich einmal an bewußtes Atmen gewöhnt haben. Das Atmen wird wieder natürlich, das heißt automatisch richtig. Nichts geschieht durch Zwang und Willenseinsatz; alles wird erreicht in absichtsloser Beobachtung der Körperfunktionen, im Geschehenlassen des Atems!

Was ist Entspannung?

Yoga versteht unter Entspannung eine Haltung der vollkommenen Ruhe. Entspannung ist das Gegenteil von Anspannung, aber: Jeder Entspannung geht eine Anspannung voraus. In der Ausbildung der Yogis hat die Entspannung von Körper und Geist seit jeher die wichtigste Rolle gespielt. Ein Sprichwort im Sanskrit lautet: »Angst ist das Fieber des Lebens!« Sie führt zu Unruhe und Verkrampfung. Solange aber der Geist unstet und verworren, der Körper dadurch verkrampft und starr ist, kann es keine Entspannung geben.

Längere Zeit schien es, als sei der gehetzte Mensch unserer Zeit weitgehend unfähig geworden, aus einem Zustand übersteigerter Aktivität in ein seelisch-körperliches Gleichgewicht durch Entspannung zurückzukehren. Inzwischen mehren sich die Anzeichen für einen gewissen Umschwung. Medizinische und psychologische Aufklärung über seelisch-geistig-körperliche Zusammenhänge haben ihre Wirkung nicht verfehlt.

Die Yogis studierten das Leben, aber nicht nur das Leben der Menschen. Vor vielen Jahrhunderten erkannten sie als erste, daß die Tiere eine ungewöhnliche Fähigkeit zur Tiefentspannung besitzen. Aus solchen Beobachtungen entwickelten sie zahlreiche Asanas (Körperstellungen), was zugleich erklärt, warum so viele Übungen Tiernamen tragen.

Manche Tiere versinken in einen Winterschlaf und kommen in diesem Zustand monatelang ohne Nahrung aus; es scheint, als seien sie tot. Möglicherweise hat hier die Technik der Sawasana (»Totenstellung«), der Vollentspannung, ihren Ursprung. Aber Tiere haben auch dann die Fähigkeit zu tiefster Entspannung, wenn sie keinen Winterschlaf halten. Man braucht nur einen Hund oder eine Katze zu beobachten, um das zu erkennen. Auch als gezähmte Haustiere sind sie Entspannungsexperten geblieben. Wenn sie sich, wie die meisten Tiere, flach auf dem Boden ausstrecken, wählen sie instinktiv eine ideale Ausgleichshaltung, im Gegensatz zu jener, die in Aktion gebraucht wird.

Das Problem Spannung – Entspannung war zu allen Zeiten bekannt. Man wußte, daß ein ausgewogenes Verhältnis zwischen Aktion und Ruhe der Schlüssel für das richtige Gleichgewicht ist.

Die Yogis erkannten vor Jahrhunderten, daß der Geist im Entspannungszustand immer am besten arbeitet. Hämmert man sich gewaltsam einen Gedanken ins Hirn, so ist das einzige Resultat Ermüdung. Überlegt man in Muße, so fliegen einem die Gedanken zu. Cicero meinte, daß nur der entspannte Mensch wirklich schöpferisch sei und ihm die Ideen blitzartig zufielen. Auch manche anderen großen Geister haben danach gelebt und geniale Leistungen vollbracht, zum Beispiel Newton und Galilei.

Autogenes Training

Jeder Mensch betreibt unbewußt oder instinktiv Entspannung. Deshalb hat auch jeder einen ganz natürlichen Zugang zu Yoga. Man muß sich nur einmal bewußtmachen, daß Yoga im Grunde nur ein bestimmtes, uns sehr vertrautes Tun so weit steigert, daß man grundsätzlich einen fühlbaren Nutzen daraus ziehen kann. Diese Tätigkeiten heißen bei jedem Menschen: Atmen, Ruhen, Denken, Handeln. Yoga hebt sie lediglich aus dem bloßen Tun in die Bewußtseinssphäre.

Vor diesem Hintergrund wird verständlich, daß vom östlichen Yoga eine direkte Verbindungslinie zu westlichen Entspannungsmethoden neuerer Zeit führt, auf die kurz eingegangen werden soll. Es wurden zwei Systeme entwickelt, die einander ähnlich sind: die Methode der Selbstbeeinflussung nach Emile Coué und jene des autogenen Trainings (konzentrative Selbstentspannung) von Prof. J. H. Schultz.

Coué war ein französischer Apotheker. Seine Methode beruht auf folgendem Gedanken: Wiederholt ein Patient 20- oder 30mal bestimmte Sätze, die sich auf seine Gesundheit beziehen, prägt er sie sich wirklich ein und glaubt allmählich an die Wahrheit seiner Sätze.

Die Methode von Schultz ist ihrer Anlage nach in mancher Beziehung ähnlich, nur ist sie umfassender. Als »Selbsthypnose« ist sie in manches Yogabuch unserer Tage mit eingeflossen.

Das autogene Training empfiehlt genau vorgeschriebene Übungen, die den Sinn haben, den Organismus von innen her umzuschalten, sich innerlich vollkommen zu lösen. Es ist auch mit Yoga identisch in der Gewißheit, daß Körper, Geist und Seele sich gegenseitig beeinflussen, weil sie strukturell und funktionell eine Einheit bilden. Daraus ergibt sich, daß diese Körper-Geist-Seele-Einheit durch bestimmte Techniken gesteuert und kontrolliert werden kann.

Das autogene Training will Entspannung durch geistig-seelische Konzentration erreichen. Der Organismus soll mittels Ruhigstellung, Erholung, Regulierung umgeschaltet und dadurch Leistungssteigerung der Funktionen, Beseitigung von Schmerzen und Fähigkeit zur Selbstkritik bewirkt werden.

Die Methode beruht im wesentlichen auf 6 Übungen, die hier nicht eingehend erläutert werden können:

1. Schwereübung (Muskelentspannung)
2. Wärmeerlebnis (Gefäßentspannung)
3. Herzregulierung
4. Atemeinstellung
5. Regulierung der Bauchorgane (Plexus solaris)
6. Einstellung des Kopfgebietes

Konzentrative Selbstentspannung sollte unter ärztlicher bzw. fachkundiger Anleitung erlernt und geübt werden.

Tiefentspannung mit Yoga

Der Wechsel von Spannung und Entspannung geschieht bei Mensch und Tier Hunderte von Malen am Tag. Während Kinder und Tiere noch wie selbstverständlich entspannen können, muß sich der Erwachsene diesen Vorgang zunächst wieder bewußtmachen. Sehr oft wird angenommen, der tiefste Zustand von Entspannung sei im Schlaf erreicht. Dennoch gibt es eine Yogaentspannung, die den Schlaf an Entspannungstiefe noch übertrifft und Müdigkeit innerhalb weniger Minuten oft besser beseitigen kann als einige Stunden schlechten Schlafes. Gerade eine solche Art der körperlichen Entspannung ist in medizinischer Hinsicht ungemein wichtig. Für die Ausführung gilt:

- Der Raum soll warm sein. Beengende Kleidung und Schuhe werden abgelegt. Auf einer Wolldecke liegt man flach ausgestreckt und ruhig.
- Arme und Beine werden bewußt gelokkert. Die Füße fallen leicht nach außen, die Arme liegen bequem am Boden.
- Mit der Wirbelsäule wird bewußt Kontakt zum Boden gesucht, das Körpergewicht ruht ganz auf der Unterlage.
- Augen schließen, den Atem unhörbar weich und gleichmäßig durch die Nase aus- und einfließen lassen. Passiv den Atem beobachten, ohne ihn zu stören. Bei jeder Ausatmung Schwere empfinden.
- Wichtig ist, den Vorgang voller Vertrauen geschehen zu lassen.

Am Anfang muß man versuchen herauszufinden, wie eine größtmögliche Entspannung erreicht werden kann. Eine große Schwierigkeit besteht oft darin, keinerlei Befehle an den Körper zu geben und alle Vorstellungen von Entspannung auszuschalten. Man soll Entspannung »geschehen« lassen.

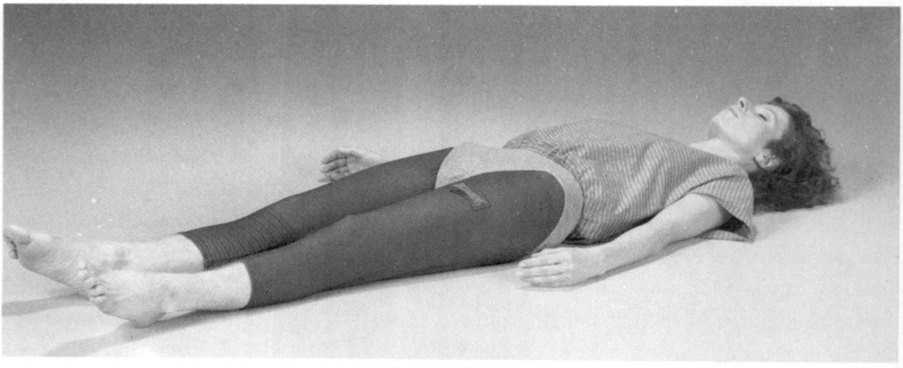

Die meisten Menschen meinen, sie müßten etwas tun, während es in der Entspannung gerade nicht um das Tun, sondern um das Lassen geht: um das Sich-(Los-) Lassen. Nur so erreicht man allmählich jenen Normalzustand, den wir Gelassenheit nennen.

Sie dürfen Ihren Körper also nur beobachten: Wo melden sich Verspannungen? In der Hals-, Kopf- und Schultergürtel-Muskulatur? Dann versuchen Sie, Kiefer, Zähne und Zunge zu lockern, die Halswirbelsäule allmählich zu dehnen und bewußt wieder loszulassen. Desgleichen in den übrigen Körperregionen. Wenn alle Muskeln langsam in ihrer Spannung nachlassen und kein einziger Muskel mehr angespannt ist, wird solche Vollentspannung als Gliederschwere empfunden.

In dieser ersten Aufgabe sollen Sie also nur den Körper beobachten und ihn »sich selbst übergeben«. Machen Sie sich dabei das Gefühl bewußt, das in den letzten Sekunden vor dem Einschlafen entsteht: Der Körper wird ganz schwer. Das gleiche Schweregefühl werden Sie nach einiger Übung bereits nach wenigen Minuten Vollentspannung verspüren, sobald Sie das Geschehenlassen und das Übergeben (Loslassen) Ihres Körpers gelernt haben. Es stellt sich ganz von selbst ein, und dann erfahren Sie sich, als seien Sie frei und losgelöst von Ihrem Körper.

Jeder wird für die Entspannung eine individuelle Reihenfolge erproben: Der eine wird mit der Entspannung der Kopfregion beginnen und bei den Füßen enden; der andere wird lieber, wie das auch in den meisten Yogabüchern beschrieben wird, mit dem Schweregefühl in den Zehenspitzen und Beinen anfangen. Für jeden aber gilt: In der Tiefentspannung sind die Augen geschlossen und Geräusche von außen interessieren nicht.

Vergegenwärtigen wir uns abschließend noch einmal die 5 Phasen der Tiefentspannung, die der Yogi auch als den »königlichen Pfad zu Sawasana« bezeichnet:

- Vollkommen locker, wie leblos, auf dem Rücken liegen. Alle Muskeln des Körpers entspannen.
- Ein Schweregefühl entwickeln, als wolle der Körper in den Boden sinken, indem alle inneren Spannungen und die Muskelspannungen gelöst werden.
- Im eigenen Atemrhythmus bewußt langsam und ruhig atmen. Dadurch wird Entspannung erst möglich.
- Den Körper übergeben, sich loslassen. Der Yogi nennt das den »kleinen Austritt aus dem physischen Körper«. Wir fühlen unseren Körper und spüren ihn doch nicht mehr. Gedanken, Herz und Nerven beruhigen sich. Eine Körper und Geist umfassende Tiefentspannung tritt im Gefühl einer Versenkung ins Unendliche ein.
- Wichtig ist es, am Ende der Übung das Bewußtsein in den Körper zurückzuführen: Einige Male tief aus- und einatmen; Augen öffnen, schließen und wieder öffnen; Finger und Zehen bewegen; den Kopf von einer Seite zur anderen wenden; Arme über den Kopf legen, sich ausstrecken und erst nach wohligem Dehnen und Räkeln (möglichst gähnen) langsam aufrichten.

Einführung in die Praxis der Asanas

Bei den nun folgenden Übungsprogrammen, die Ihnen für Ihr »Leben mit Yoga« eine Hilfestellung geben wollen, ist die geistige Vorbereitung am wichtigsten. Versuchen Sie, sich freizumachen von den Sorgen des Alltags, von allen beunruhigenden oder belastenden Gedanken. Freuen Sie sich auf die Zeit des Übens, die Ihnen ganz allein gehört; je weniger Sie das Üben als Pflicht ansehen, desto gelöster und entspannter werden Sie sein.
Schon nach kurzer Zeit wird mancher das Üben als unentbehrlichen Bestandteil seines Tagesablaufs ansehen. Die heutigen Lebensbedingungen haben uns unserer eigentlichen Natur entfremdet. Wir brauchen daher zwischendurch alle einen Ort der Stille. Yoga kann eine ideale Möglichkeit sein, zu sich selbst zu finden und gesünder und ausgeglichener zu leben.

Allgemeine Übungsanleitung

Solange Sie die erforderliche Technik der Asanas nicht sicher beherrschen, sollten Sie vor dem Üben diese Anleitung durchlesen. Es könnten sich sonst Fehler einschleichen, die die Wirkung nicht nur schmälern oder auflösen, sondern sogar in ihr Gegenteil umkehren.

- Üben Sie in einem warmen, gut gelüfteten Raum. Sorgen Sie dafür, daß niemand Sie stört. Ideal ist das Üben im Freien.
- Benutzen Sie eine nicht zu weiche Unterlage für Ihre Übungen, zum Beispiel eine doppelt gefaltete Wolldecke.
- Die Kleidung darf an keiner Stelle beengen. Wenn es möglich ist, sollten Sie unbekleidet üben. Synthetische Stoffe sollten vermieden werden.
- Üben Sie immer mit nüchternem Magen. Am günstigsten ist es morgens, nach dem Duschen oder Trockenbürsten, wenn der Körper durch Einölen schon etwas geschmeidig geworden ist. Harnblase und Darm sollten Sie möglichst schon entleert haben.
- Wohltuend wirken Yogaübungen auch nach der Arbeit als Übergang zum Feierabend. Nach dem Wechseln der Kleidung bewirken schon 15 Minuten Üben, daß Sie erfrischt und gestärkt Ihre Abendstunden genießen können.

Mütter mit kleinen Kindern werden in der Regel die Zeit größter Ruhe am späteren Abend als sehr günstig empfinden.

- Welche Zeit Sie auch für sich persönlich auswählen: Es ist empfehlenswert, immer zur gleichen Tageszeit zu üben, um Yoga in Ihren eigenen Rhythmus mit hineinzunehmen; umgekehrt wird der Sinn für diesen Rhythmus durch geregeltes Üben geweckt und gestärkt.

Ein großer Vorteil ist, daß Yogaübungen unabhängig von Sportgeräten oder vorgeschriebenen Zeiten sind; abhängig sind sie nur von persönlichen Gegebenheiten und Möglichkeiten.

- Nehmen Sie sich am Anfang nicht zuviel vor! Üben Sie niemals in Hast. Wenn Sie im Zeitdruck sind, ist es besser, einmal gar nicht zu üben. Gut bewährt hat es sich, vorher eine Zeituhr einzustellen, um sich konzentriert dem Üben innerhalb der möglichen Zeit hingeben zu können.
- Für Yoga gibt es keine Altersbegrenzung. Es gibt Menschen, die mit 80 Jahren noch täglich ihren Kopfstand machen. Aber auch Kinder im Vorschulalter üben mit Begeisterung Yoga.
- Bei erhöhtem Blutdruck, anfallartig auftretenden Herzschmerzen oder Schilddrüsenüberfunktion sollten Sie Ihren Arzt befragen, ob und welche Übungen erlaubt sind.
- Die Asanas aktivieren die Durchblutung der inneren Organe und Drüsen. Eine Wasseranwendung nach dem Üben würde diese wohltuende Wirkung aufheben! Aus dem gleichen Grunde sind auch dynamische Sportarten im Anschluß an Yoga ungeeignet.
- Für die Damen: Während der Menstruation sollten Sie Umkehrübungen, zum Beispiel die Kerze, vermeiden.

Ausführung der Asanas

Beginnen Sie in der ersten Woche mit dem Kurzprogramm. Ihr Körper braucht Zeit, sich an die neue Beanspruchung zu gewöhnen. Je langsamer und behutsamer Sie vorgehen, desto weiter werden Sie kommen, Geduld und Ausdauer vorausgesetzt.

- Legen Sie sich vor dem Üben mit geschlossenen Augen in Entspannungslage auf den Rücken. Spüren Sie sich tastend in Ihren Körper ein. Der Atem soll sanft und gleichmäßig durch die Nase aus- und einströmen.
- Erleben Sie den Übungsablauf im Geist, und geben Sie sich etwa 10 Sekunden Zeit, bis die Endstellung erreicht ist. Halten Sie diese Stellung nur so lange ein, wie sie Ihnen angenehm ist. Wichtig: Lösen Sie die Übung dann ebenso behutsam wieder auf!
- Nach jeder Übung muß die Entspannungslage etwa für die gleiche Zeitdauer beibehalten werden wie die Übung selbst. Benutzen Sie diese Pause, um die Reaktion bewußt eintreten zu lassen.
- Versuchen Sie, bei jeder Übung zunächst Ihre Leistungsgrenze zu erfahren. Sie lernen auf diese Weise Ihre Möglichkeiten kennen. Die Übungen dürfen keine Anstrengung sein und niemals forciert werden, weil das Beschwerden hervorrufen kann.
- Üben Sie gelöst und mit Einfühlungsvermögen. Nur so erleben Sie anschließend eine wohltuende körperliche und geistige Frische.

Wenn Sie im rechten Sinne üben, gelingt es Ihnen mehr und mehr, von einer aktiven in die passive Haltung überzugehen. Diesen Vorgang können Sie besonders in jeder Endstellung einer Übung beobachten, der sogenannten statischen Phase. Yogaübungen sind immer Sache der Erfahrung, nicht des Intellekts.

Kurzprogramm für den Anfang

Antimeteorismushaltung

Ausführung:

1. In Rückenlage Arme über den Kopf strecken (Abbildung a).
2. Beim kräftigen Ausatmen durch den Mund auf die Silbe HA rechtes Knie mit gefalteten Händen fest und ruckartig an den Körper ziehen (Abbildung b).
3. Beim Einatmen Arme und rechtes Bein langsam in die Ausgangsstellung zurückführen.
4. Übung mit rechtem und linkem Bein sowie mit beiden Beinen je 3mal ausführen. Man beginnt mit dem rechten Bein, um den aufsteigenden Dickdarm anzuregen.

Tip: Verlängern Sie die statische Phase nach der Ausatmung, lassen Sie erst dann den Atem bewußt in sich hineinströmen.

Wirkung: Diese Übung wirkt reinigend auf die Bauchhöhlenorgane und anregend auf den Dickdarm. Es ist eine ausgezeichnete Übung bei Kreislaufstörungen und beim Hohlkreuz.

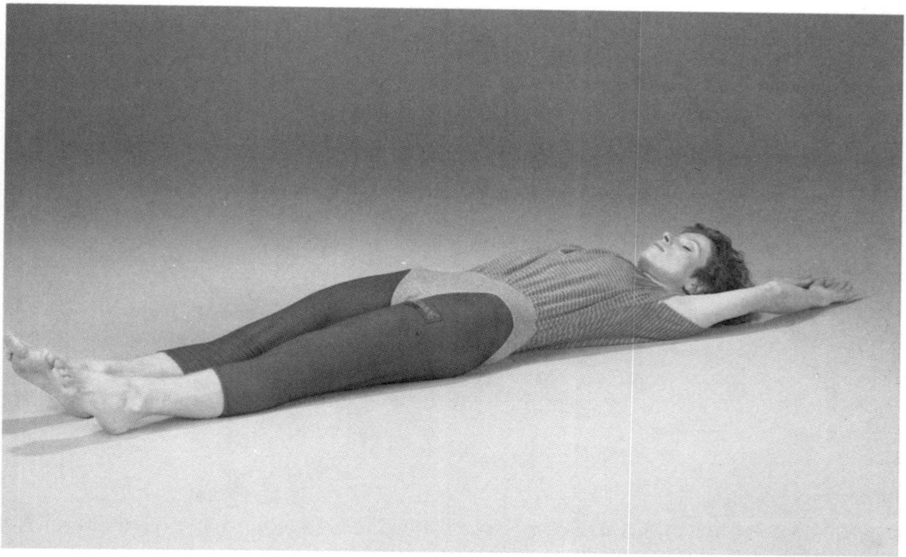

Abbildung a

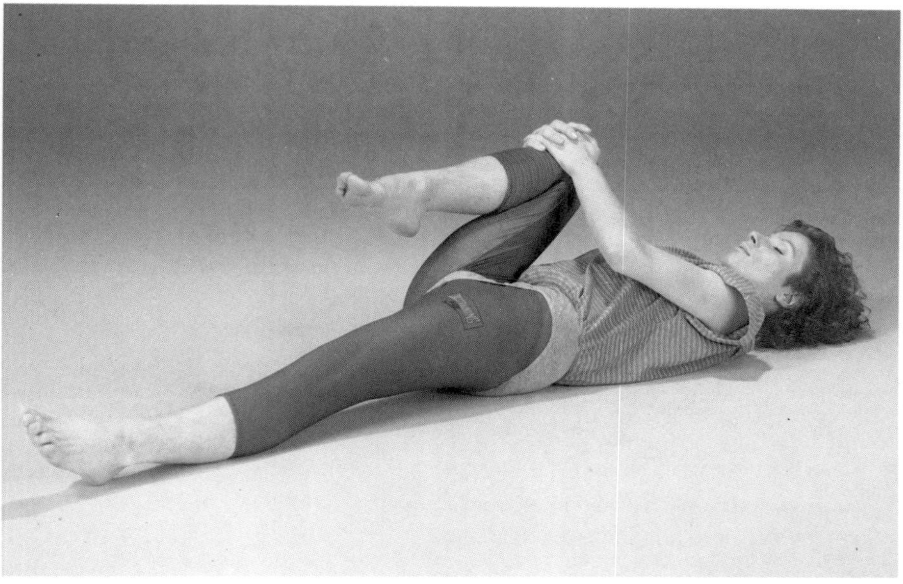

Abbildung b

Krokodilübungen

Die Krokodilübungen sind eine Art Eigenchiropraktik der Wirbelsäule. Sie beugen Wirbelsäulen- und Bandscheibenschäden vor, die als Folge von Bewegungsmangel in immer größerem Ausmaß auftreten. Wir werden im Kapitel »Morgenprogramm« (s. Seite 50) noch auf diese Asanas zurückkommen.

Ausführung I:

1. In Rückenlage Arme zur Seite legen, Handflächen zeigen nach oben. Die rechte Ferse liegt zwischen den ersten beiden Zehen des linken Fußes (Abbildung a).
2. Beide Füße nach rechts und den Kopf nach links drehen; anschließend die Füße nach links und den Kopf nach rechts bewegen.
3. In gleicher Weise etwa 5mal mit gleichmäßiger Nasenatmung und geschlossenen Augen langsam üben. Übung beidseitig ausführen.

Ausführung II:

1. In Rückenlage rechte Fußsohle auf das linke Knie stellen. Arme zur Seite legen, Handflächen zeigen nach oben (Abbildung b).
2. Rechtes Bein auf dem linken Knie langsam 5mal von einer Seite zur anderen drehen und den Kopf in die entgegengesetzte Richtung wenden.
3. Das Knie soll möglichst bis zum Boden geführt werden, Schultern müssen liegen bleiben.
4. Langsam beidseitig bei gleichmäßiger Nasenatmung üben.

Ausführung III:

1. In Rückenlage Beine anwinkeln und die Füße dicht am Gesäß aufstellen; Arme zur Seite legen, Handflächen zeigen nach oben (Abbildung c).
2. Füße, Unterschenkel und Knie bleiben geschlossen, während die Knie entgegengesetzt zum Kopf möglichst entspannt von einer Seite zur anderen zum Boden geführt werden.

Tip: Sie sollten versuchen, unbedingt die Schultern am Boden liegen zu lassen, während Sie das Becken bewußt in die Drehbewegung mit hineinnehmen.

Wirkung: Diese Übung hält die Wirbelsäule elastisch, fördert ihre Durchblutung und stärkt sie. Bandscheiben- und Haltungsschäden können gebessert werden.

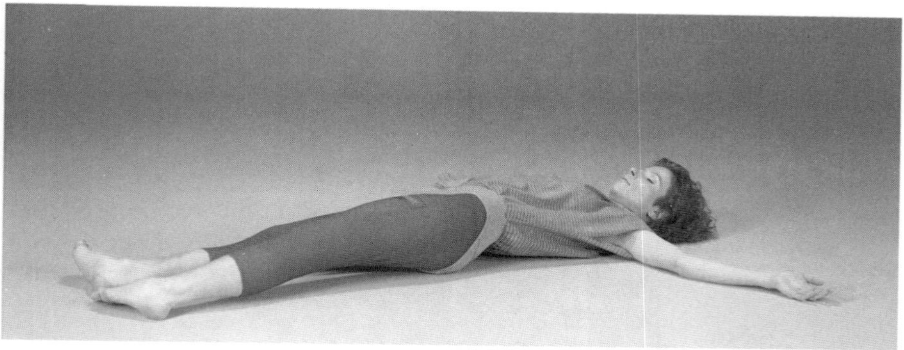

Abbildung a

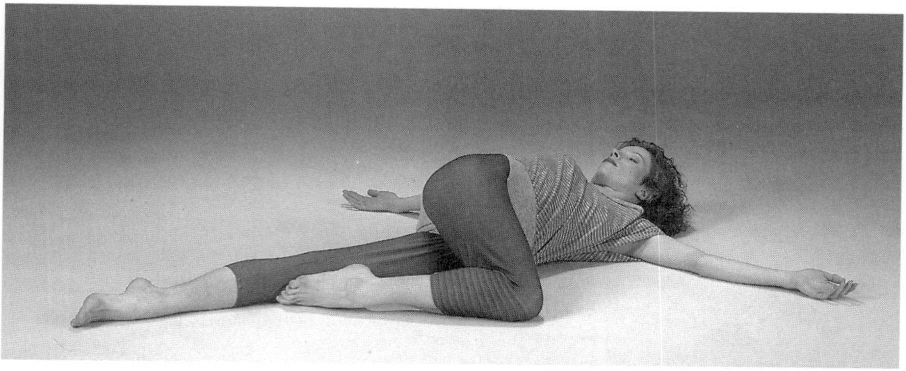

Abbildung b

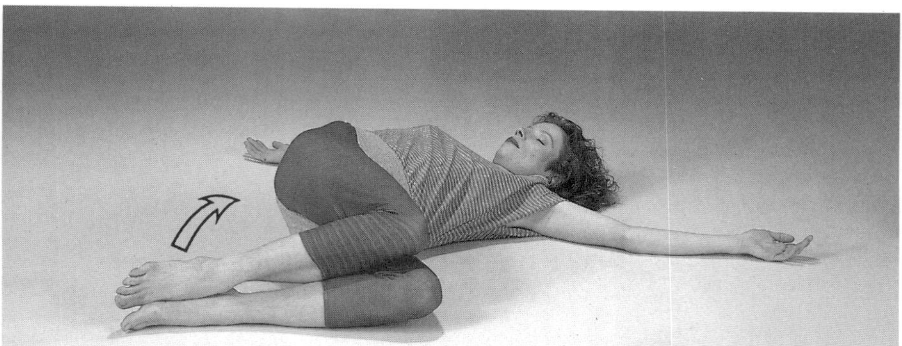

Abbildung c

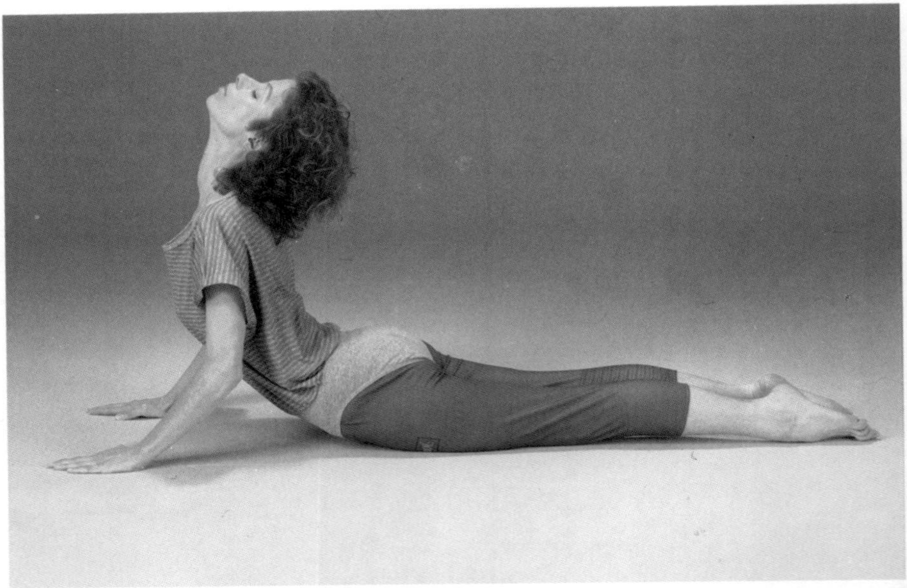

Kobra

Der Name für diese Asana ist darauf zurückzuführen, daß Kopf und Rumpf wie bei einem gereizten Reptil angehoben werden.
Wir kommen im Kapitel »Morgenprogramm« (s. Seite 50) auf die Kobra zurück und bringen hier zunächst nur eine Vorübung.

Ausführung:

1. In Bauchlage mit geschlossenen Beinen Stirn auf den Boden legen, die Handflächen mit den Fingerspitzen nach vorn unter die Schulter.
2. Auf die Hände stützen und bei gleichmäßiger Nasenatmung Kopf und Oberkörper so weit wie möglich nach hinten heben. Der Unterkörper behält Bodenkontakt.
3. Endstellung einige Atemzüge lang anhalten und langsam auflösen.

Wirkung: Diese Übung hilft gegen Bandscheibenschäden. Sie stärkt die Brust-, Bauch- und Rückenmuskulatur, lindert Unterleibsbeschwerden, fördert die Nierentätigkeit und die Verdauung und stärkt das Nervensystem. Die Wirkung ist morgens und abends sehr erfrischend.

Hinweis: Die Übung nicht bei einer Überfunktion der Schilddrüse ausführen.

Halbe Kerze

Diese Asana ist eine Vorübung zur Kerze (s. Kapitel »Morgenprogramm«, Seite 50).

Ausführung:
1. Aus der Rückenlage beide Beine und das Becken langsam anheben und mit den Händen abstützen.
2. Mit ruhiger Bauchatmung die halbhohe Kerze so lange anhalten, wie es als angenehm empfunden wird.
3. Körper mit gestreckten Beinen, möglichst langsam Wirbel für Wirbel abrollend, zurücklegen, ohne Kopf und Oberkörper anzuheben.
4. Statische Phase allmählich auf einige Minuten ausdehnen.

Tip: Wenn die Übung anfangs Schwierigkeiten bereitet, können Sie die Beine leicht anwinkeln und das Becken anheben. Dann geht es leichter. Allmählich wird Ihnen auch das langsame Anheben mit gestreckten Beinen gelingen.
Entspannen Sie den Körper, besonders die Halswirbelsäule; nur die Armmuskulatur darf angespannt sein.
Die Halbkerze sollte im täglichen Übungsprogramm nicht fehlen!

Wirkung: Die Übung bewirkt eine Belebung aller inneren Organe durch sauerstoffreiche Blutzufuhr; eine zusätzliche Durchblutung der Gesichtshaut beugt Faltenbildung vor. Krampfadern, Hämorrhoiden und erhöhter Blutdruck werden günstig beeinflußt.

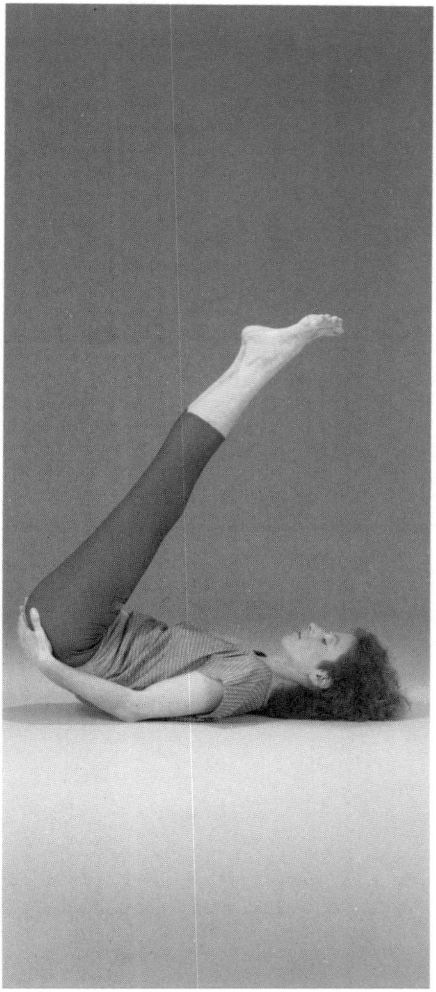

Balanceübungen

Zehenstand

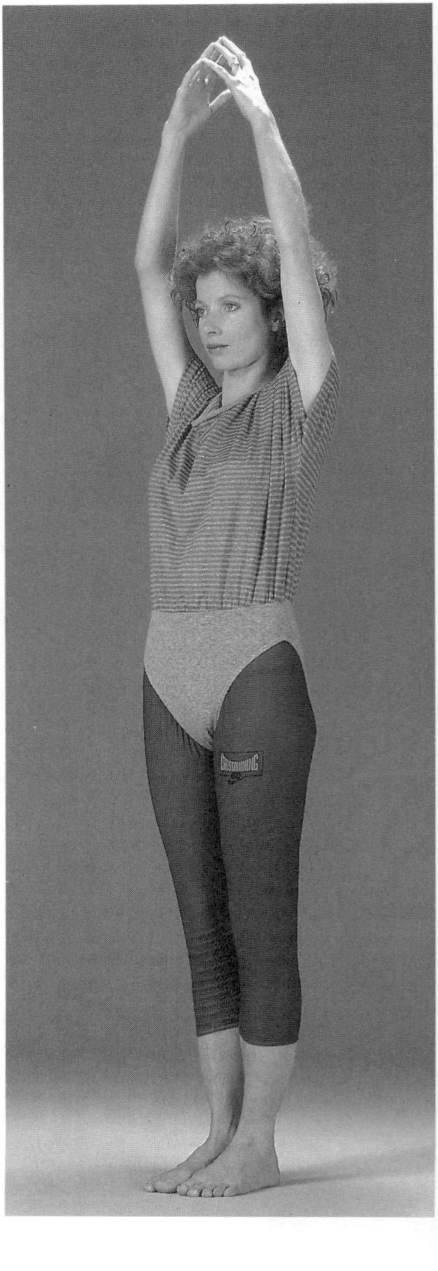

Ausführung:

1. Stand mit geschlossenen Füßen.
2. Arme seitlich über den Kopf heben, so daß die Handflächen sich berühren.
3. Mit der Bewegung des Armehebens zugleich in den Zehenstand wachsen.
4. Mit dem Auge einen Punkt fixieren und den Zehenstand einige Atemzüge lang beibehalten.
5. Stellung langsam in umgekehrter Reihenfolge auflösen.
6. Übung wiederholen und statische Phase verlängern.

Baumhaltung

Ausführung:

1. Stand mit geschlossenen Füßen.
2. Linkes Bein anwinkeln und den Fuß mit der linken Hand zum Körper führen, bis die Ferse das Gesäß berührt.
3. Rechten Arm mit erhobenen Fingern über den Kopf strecken.
4. Gerade aufrichten, einen Punkt fixieren und Endstellung einige Atemzüge lang beibehalten.
5. Übung beidseitig ausführen und statische Phase verlängern.

Tip: Führen Sie alle Bewegungen sehr langsam und gleitend aus, um die Dehnung wahrzunehmen. Wenn Sie bewußt mit der Fußsohle Kontakt zum Boden halten, werden Sie die Vorstellung gewinnen, die Sohle sei mit der Erde verwurzelt. Darauf deutet auch die Bezeichnung Baumhaltung hin.

Wirkung: Diese Asana stärkt die Wirbelsäule und fördert das Gefühl für eine korrekte Körperhaltung. Sie fördert außerdem das Gleichgewichtsvermögen, die Konzentrationsfähigkeit und hebt das Selbstbewußtsein.

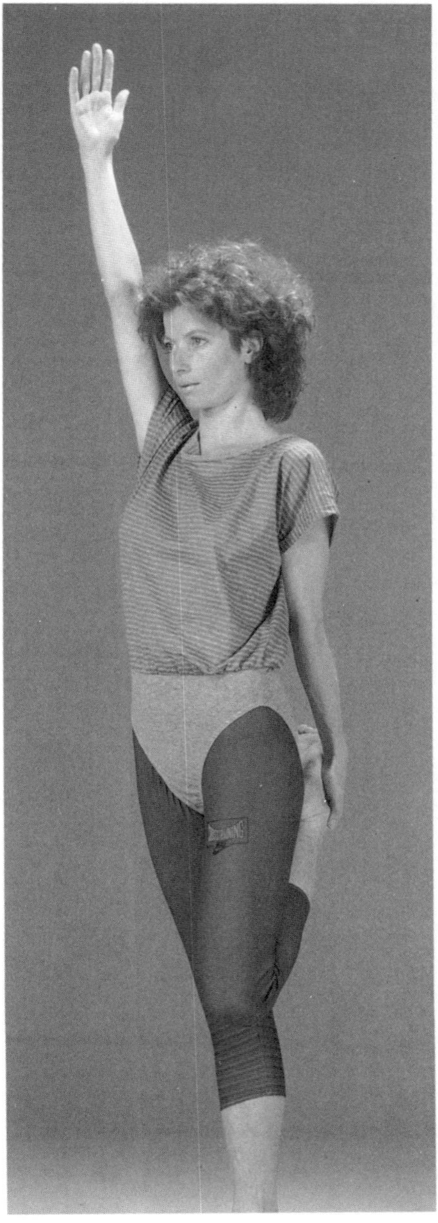

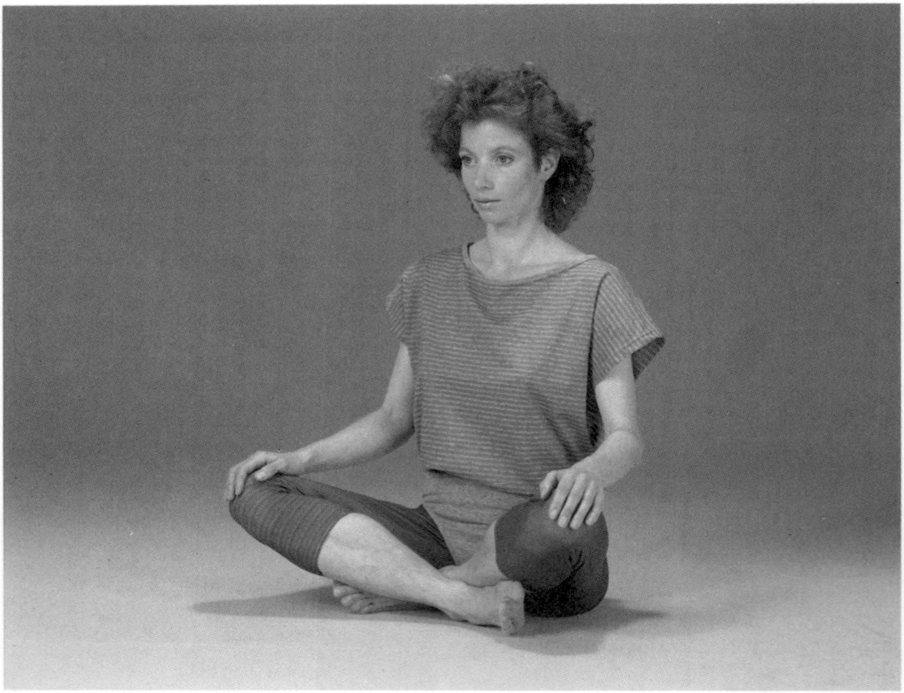

Sitzhaltungen

Für ein richtiges Yogatraining spielen die Sitzhaltungen eine wichtige Rolle. Yoga lehrt, daß der Körper im Sitz mit gekreuzten Beinen eine geschlossene Einheit bildet:
Physisch konzentriert fällt auch die geistige Konzentration leichter.
Dabei werden 4 Hauptsitzarten unterschieden: Orientalischer Sitz, Burmesischer Sitz, Lotossitz und Diamantsitz.

Schneidersitz/ Orientalischer Sitz

Diese Sitzhaltung wird meistens als angenehm und leicht empfunden.

Ausführung:
Im Bodensitz die Unterschenkel kreuzen. Die Wirbelsäule sehr gerade halten. Hände ruhen locker auf den Knien.

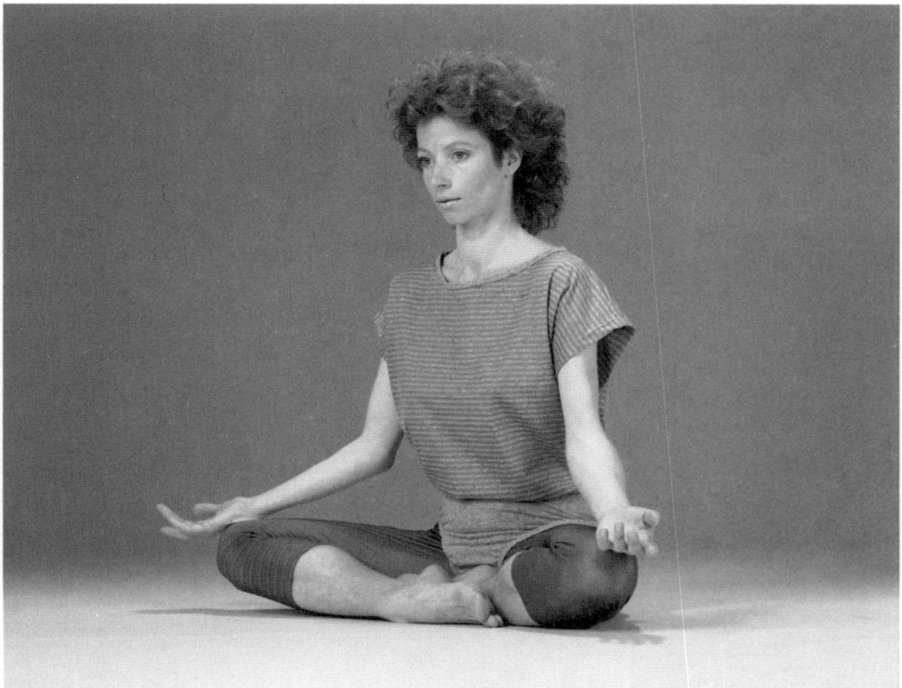

Burmesischer Sitz

Ausführung:

1. Bodensitz mit möglichst weit gespreizten Oberschenkeln. Die Füße liegen voreinander dicht am Körper, die Fersen bilden eine Linie. Die Knie sollen den Boden berühren.
2. In gerader Haltung die Hände locker auf den Knien ruhen lassen.

Vorübung zum Lotossitz

Ausführung:
1. Im Sitzen linkes Bein ausstrecken und rechtes Bein stark angewinkelt mit den Händen an den Körper heranziehen (Abbildung a).
2. Handgriff lösen, Unterschenkel anheben. Den rechten Arm von innen unter das rechte Knie führen und das Knie vorsichtig möglichst bis zur Schulter hochschieben (Abbildung b).
3. Mit beiden Händen den rechten Fuß soweit wie möglich entweder an die Stirn oder, wer es schafft, über den Kopf führen; nach 3 Atemzügen behutsam zurücknehmen (Abbildung c).
4. Rechten Arm von außen an das rechte, angewinkelte Bein legen und mit der linken Hand den Fuß so nah wie möglich an die linke Schulter holen (Abbildung d).
5. Fußsohle nach oben drehen und den Fuß in die linke Leistenbeuge legen; das Knie soll den Boden berühren. In aufrechter Haltung 3 Atemzüge lang verharren und Stellung langsam auflösen (Abbildung e).
6. Ruhestellung: Beine im Sitzen an den Körper ziehen und umarmen. Stirn auf die Knie legen (Abbildung f).
7. Übung mit dem anderen Bein wiederholen.

In der Endstellung soll versucht werden, auch den anderen Fuß in die Leistenbeuge zu legen.

Tip: In jeder Phase soll man 3 ruhige Atemzüge abwarten.

Wirkung: Diese Übung dehnt die Schenkel- und Hüftmuskulatur und macht sie elastisch. Außerdem massiert sie die Unterleibsorgane, fördert die Verdauung und lindert Ischiasbeschwerden.

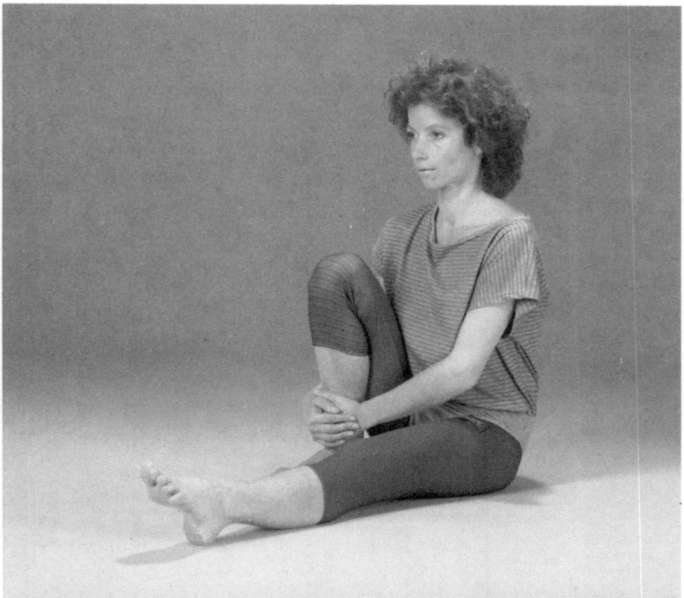

Abbildung a

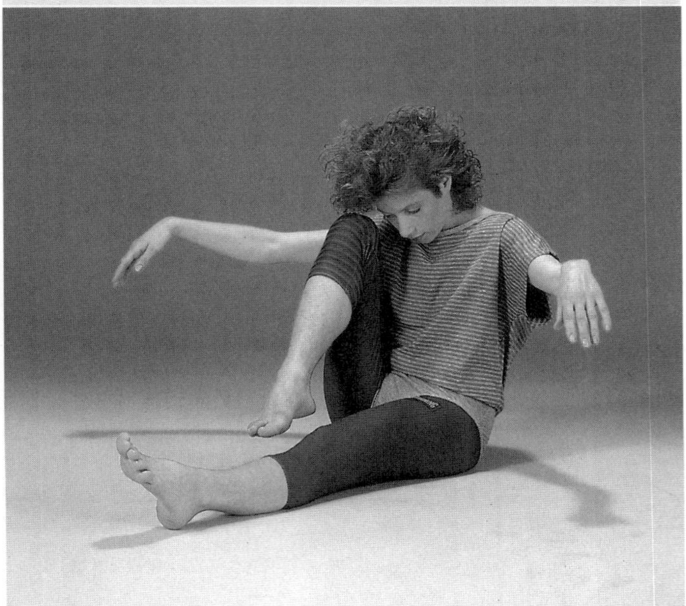

Abbildung b

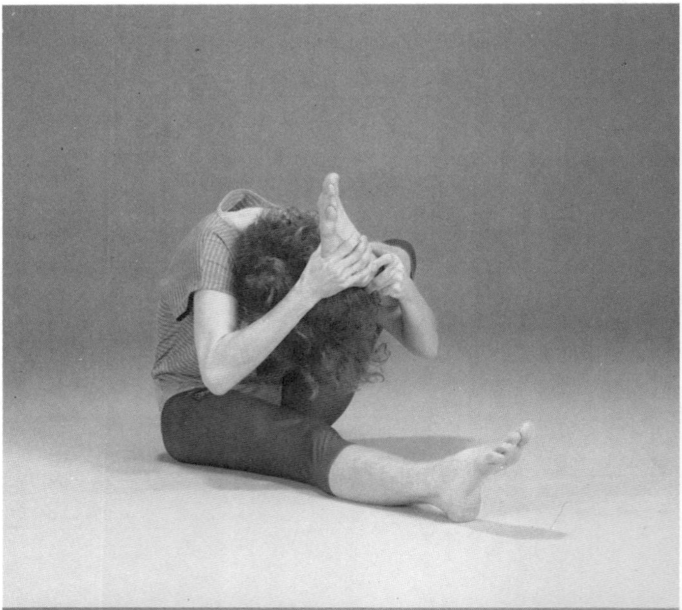

Abbildung c

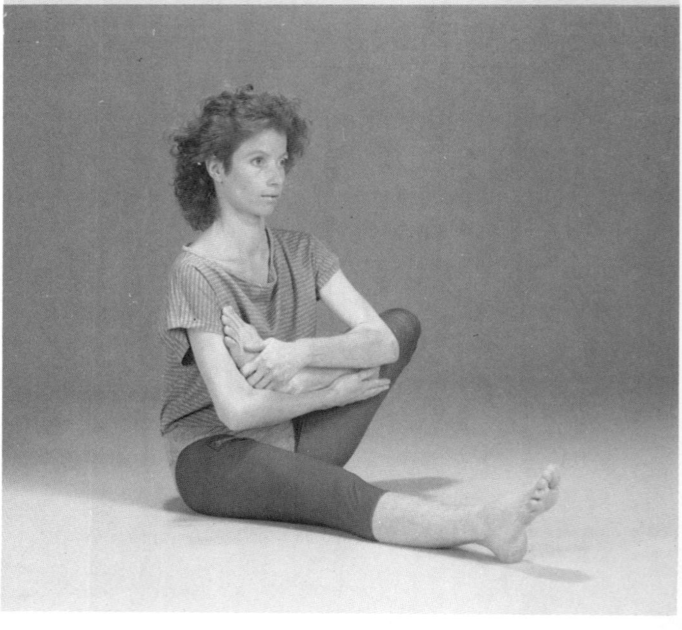

Abbildung d

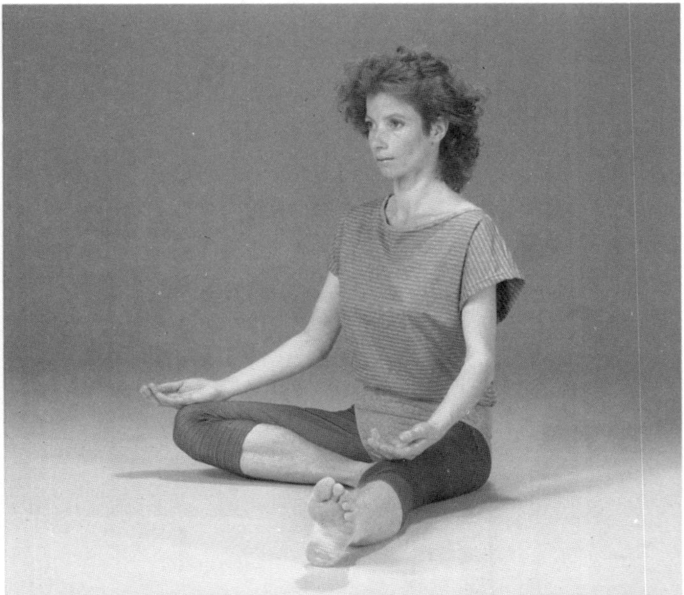

Abbildung e

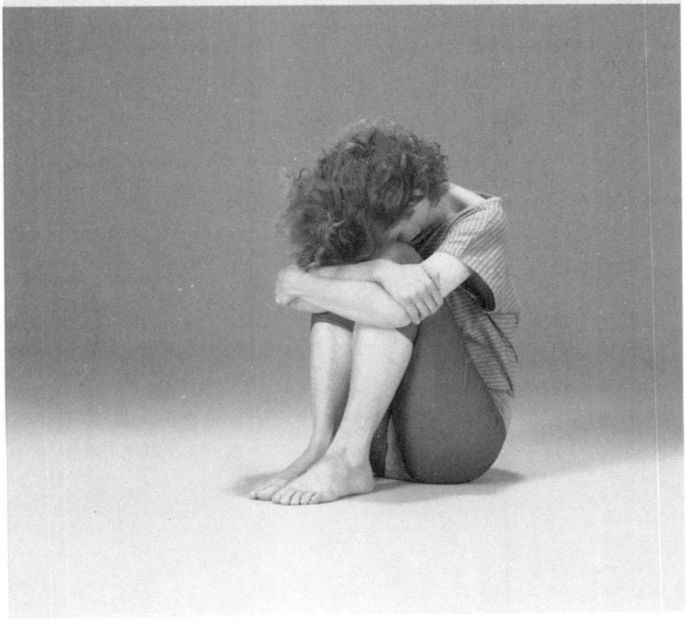

Abbildung f

Halber Lotossitz

Ausführung:
Linken Fuß mit der Fußsohle nach oben unter den rechten Oberschenkel legen, den anderen Fuß mit der Fußsohle nach oben auf den linken Oberschenkel legen. Die Knie sollen möglichst den Boden berühren. Kopf, Nacken und Rücken bilden eine gerade Linie.

Lotossitz

Ausführung:
1. Bodensitz mit ausgestreckten Beinen.
2. Linken Fuß mit der Fußsohle nach oben auf den rechten Oberschenkel und rechten Fuß ebenfalls mit der Fußsohle nach oben auf den linken Oberschenkel legen. Beide Knie sollen den Boden berühren.
3. Hände locker auf den Knien ruhen lassen und dann öffnen, Wirbelsäule gerade halten und in dieser Stellung verharren, bis sie unbequem wird.

Der Lotossitz ist der klassische Meditationssitz.

Tip: Probieren Sie aus, mit welchem Fuß der Beginn besser ist. Bevor Sie die Knie zur Seite legen, sollten Sie die Beine zum Körper hin anwinkeln. Legen Sie ein flaches, hartes Kissen unter das Gesäß, das erleichtert das Senken der Knie.
Wer mehrmals am Tag und immer nur kurze Zeit übt, wird diese Sitzhaltung em ehesten schaffen.

Wirkung: Der Kontakt zur Erde wird gestärkt, die seelische und körperliche Stabilität erhöht. Das Nervensystem wird beruhigt, der Kreislauf entlastet. Bänder, Gelenke und Muskeln in den Hüftgelenken sowie den Beinen werden gestreckt und gekräftigt.

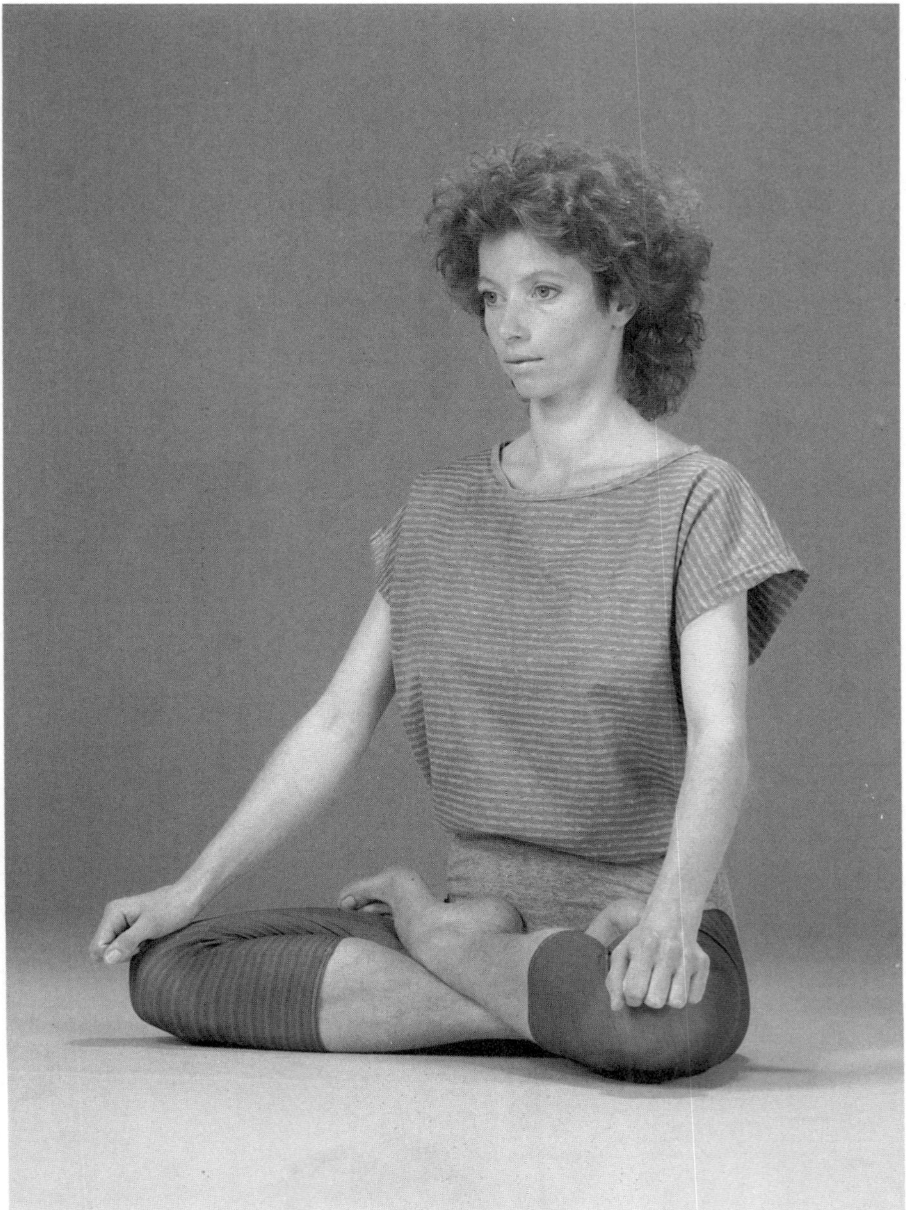

Diamantsitz und Diamantverneigung

Diese Sitzhaltung wird oft von Japanern eingenommen.

Ausführung I:
1. Fersensitz so einnehmen, daß die Fußrücken auf dem Boden liegen und das Gesäß die Fersen berührt.
2. Wirbelsäule gerade aufrichten und die Hände auf den Knien ruhen lassen (Abbildung a).

Ausführung II:
Die folgende Variante gilt bei Veranlagung zu Krampfadern.
Wechseln Sie vom Fersensitz zur Rückenlage mit gestreckten, erhobenen Beinen. Übung 5mal wiederholen. Das fördert die Elastizität der Venenklappen. Übungsdauer allmählich verlängern.

Tip: Der Diamantsitz darf ausnahmsweise auch nach dem Essen ausgeführt werden. Er regt die Verdauung an. Zur Erleichterung können die Fersen nach außen weisen, die großen Zehen berühren sich. Sie sitzen wie in einem Nest. Übungsdauer allmählich verlängern.

Wirkung: Die Übung stärkt die Durchblutung der Bauchorgane und beruhigt das Nervensystem. Sie bessert Senkfuß, Spreizfuß und Hammerzehen zufolge Dehnung der Fußsehnen.

Der Diamantsitz kann mit der Diamantverneigung verbunden werden.

Ausführung:
1. Im Diamantsitz umfaßt die linke Hand hinter dem Rücken das rechte Handgelenk.
2. Den Oberkörper langsam nach vorn beugen, bis die Stirn den Boden berührt. Das Gesäß behält Kontakt mit den Fersen (Abbildung b).
3. In der Endstellung bei gleichmäßiger Nasenatmung völlig entspannen.
Die statische Phase allmählich verlängern.

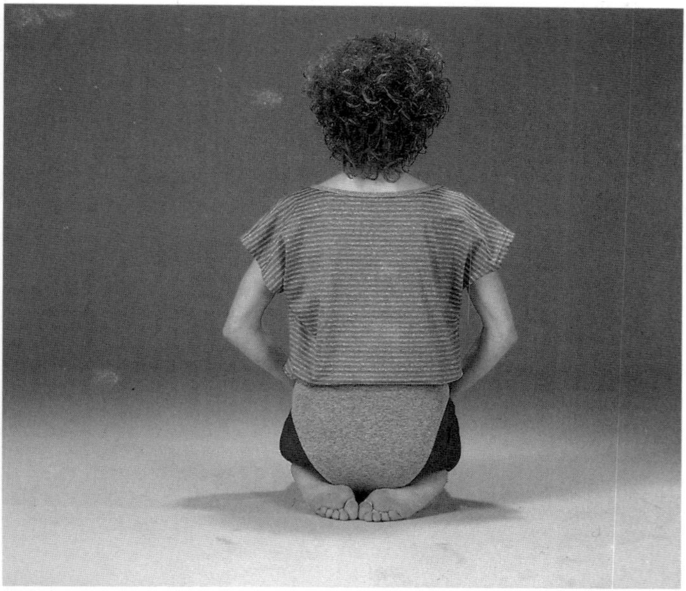

Abbildung a

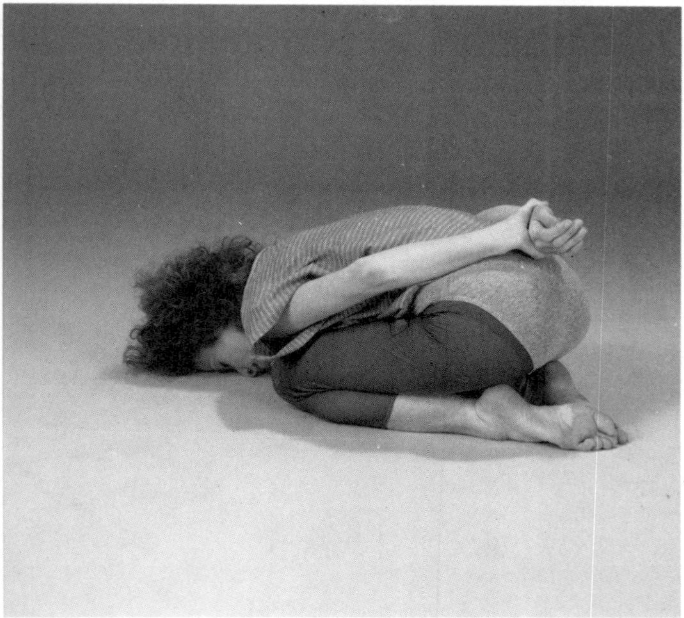

Abbildung b

Morgenprogramm

Gruß an die Sonne

Was wäre sinnvoller, als ein Morgenprogramm mit dem »Gruß an die Sonne« zu beginnen? Dies ist eine geschlossene Übung, die aus 12 Stellungen besteht. Sie kann auch außerhalb der täglichen Yogaübungszeit praktiziert werden, obwohl die Yogis sie traditionsgemäß nur bei Sonnenaufgang und in Richtung zur Sonne ausführen. Sie bereitet nicht nur auf die Asanas vor, sondern vervollständigt sie zugleich.

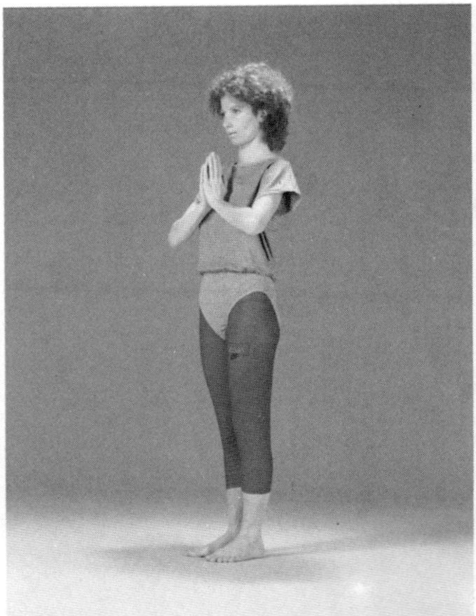

Abbildung a

Ausführung:

1. Stand mit gerader Wirbelsäule. Handflächen vor der Brust zusammenlegen (Gebets- und Konzentrationshaltung). Ausatmen (Abbildung a).
2. Mit dem Einatmen Arme gestreckt über den Kopf heben und Oberkörper zurückneigen; Hüften vorschieben (Abbildung b).
3. Beim Ausatmen mit eingezogenem Bauch vorbeugen. Handflächen auf den Boden legen, so daß Handwurzeln und Zehen eine Linie bilden, dabei allmählich versuchen, die Beine mehr und mehr zu strecken (Abbildung c).
4. Beim Einatmen linkes Bein nach hinten strecken, Zehen und Knie berühren dabei den Boden; rechtes Bein anwinkeln und Oberschenkel an den Körper pressen. Bei durchgedrücktem Rücken Kopf in den Nacken legen (Abbildung d).

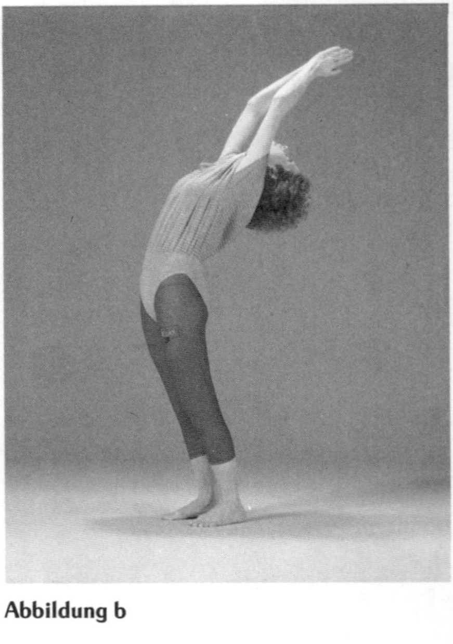

Abbildung b

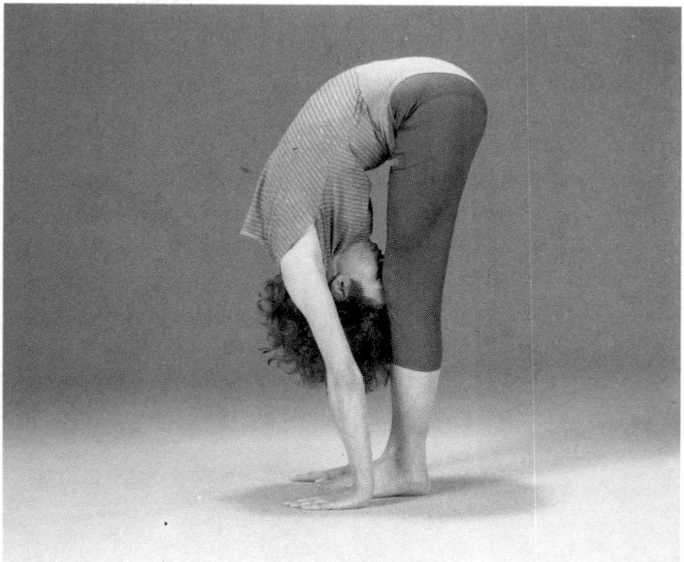

Abbildung c

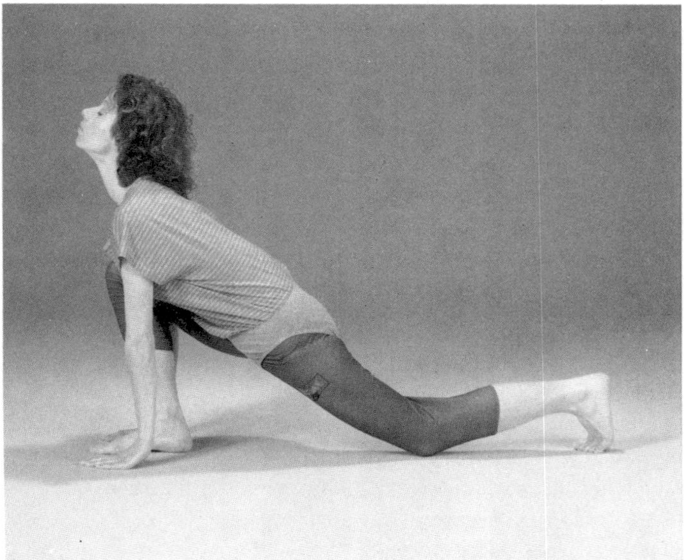

Abbildung d

5. Bei angehaltenem Atem rechtes Bein zum linken stellen, Hüften anheben und Kopf locker hängen lassen. Der Körper bildet ein umgekehrtes V. Die Fersen sollen den Boden berühren (Abbildung e).
6. Beim Ausatmen Körper auf den Boden legen: Zuerst die Knie, dann die Brust zwischen die Hände, zuletzt die Stirn. Kinn und Bauch einziehen (Abbildung f).
7. Beim Einatmen Arme strecken, Rücken durchdrücken und Hüften senken. Brust dehnen und den Kopf zurücklegen (Abbildung g).
8. Bei angehaltenem Atem die V-Stellung von Punkt 5 wiederholen.
9. Noch bei angehaltenem Atem wieder Stellung 4 einnehmen.
10. Beim Ausatmen in Stellung 3 zurückgehen.
11. Beim Einatmen aufrichten wie in Stellung 2.
12. Beim Ausatmen zur Ausgangsposition zurückkehren.

Den ganzen Zyklus mehrmals wiederholen. Bei Stellung 3 Beinhaltung wechseln. Außer im Stand bleiben die Handflächen immer auf derselben Stelle.

Tip: Beobachten Sie sich, und freuen Sie sich über jede Verbesserung. Solange Sie die Übungen noch nicht richtig beherrschen, können Sie einfach im eigenen Rhythmus atmen; wenn Ihnen die Positionen jedoch geläufig sind, sollten Sie alle Atemphasen genau beachten. Und bedenken Sie, daß jeder Mensch morgens eine träge Muskulatur hat, die erst nach einigen Streckungen elastisch wird.

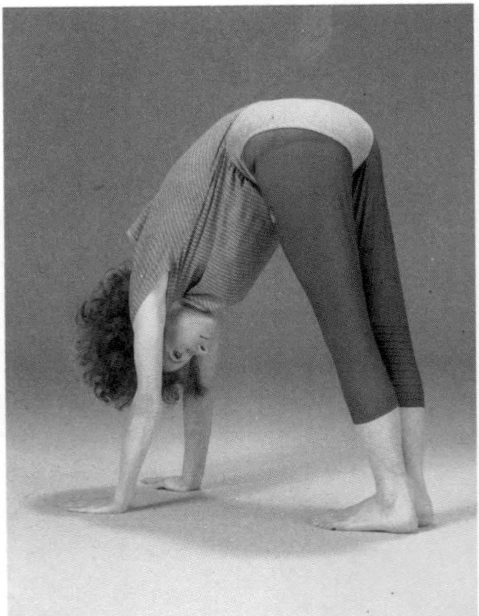

Abbildung e

Führen Sie diese Asana in dem Gedanken aus, Licht, Wärme und Sonnenenergie zu tanken.

Wirkung: Der »Gruß an die Sonne« nimmt nur 3 bis 10 Minuten pro Tag in Anspruch. Die Übung wirkt nicht nur auf einen Teil des Körpers, sondern auf den ganzen Organismus. Im einzelnen stärkt sie die Muskulatur, erhöht die Herztätigkeit, beschleunigt die Blutzirkulation, bekämpft hohen Blutdruck, fördert die Verdauung, massiert Magen, Leber, Milz, Nieren und hält die Organe durch Stärkung des Bauchgürtels an ihrem Platz. Sie stärkt das Nervensystem und wirkt anregend auf den ganzen Körper. Rechts wird die Leber-, links die Milzfunktion angeregt.

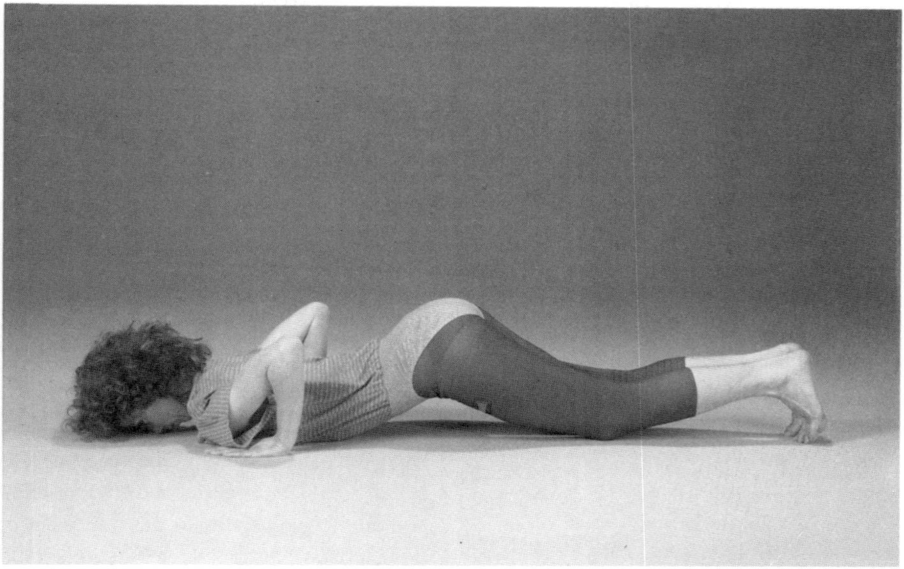

Abbildung f

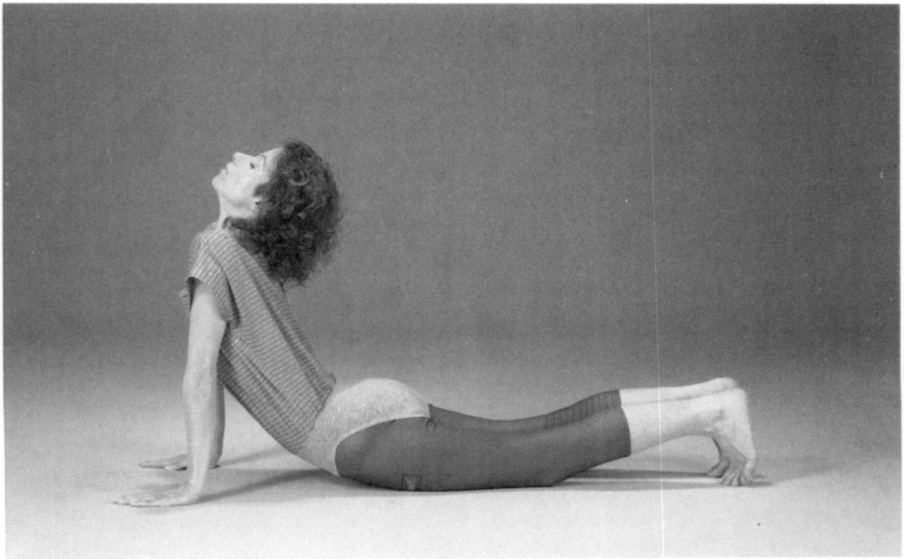

Abbildung g

Wechselseitige Nasenatmung

Die betreffende Übung finden Sie im Kapitel »Atmen mit Yoga« (s. Seite 15). In diesem Morgenprogramm wird sie jedoch forciert ausgeführt.

Ausführung:
Durch ein Nasenloch die Luft kurz und kräftig ausstoßen und wieder einatmen. Je 10mal rechts und links durchführen.

Wirkung: Die Übung reinigt und stärkt die Nasenschleimhäute, erfrischt und belebt.

Hockstellung

Ausführung:
1. Im Hocksitz das Körpergewicht auf die Zehen verlagern. Wirbelsäule bewußt gerade aufrichten.
2. Hände locker auf die Knie legen. Oberschenkel berühren die Waden und die Sitzknochen die Fersen.
3. In gleichmäßiger Nasenatmung statische Phase 1/2 bis 1 Minute anhalten und die Übung auflösen.

Tip: Ziehen Sie für diese Übung die Strümpfe aus. Fixieren Sie während des Balanceakts einen Punkt. Nach der Asana sollten Sie die Belebung des ganzen Körpers nachempfinden, dabei besonders die Zehen und Fußsohlen spüren. Nicht umsonst wird diese Stellung auch Wachmacher genannt.

Wirkung: Die Hockstellung aktiviert Gehirn, Nervenstränge und Rückenmark, verhilft zu Ausdauer, Geduld, Reaktionsfähigkeit und Wachheit. Bein- und Fußmuskulatur werden gestärkt.

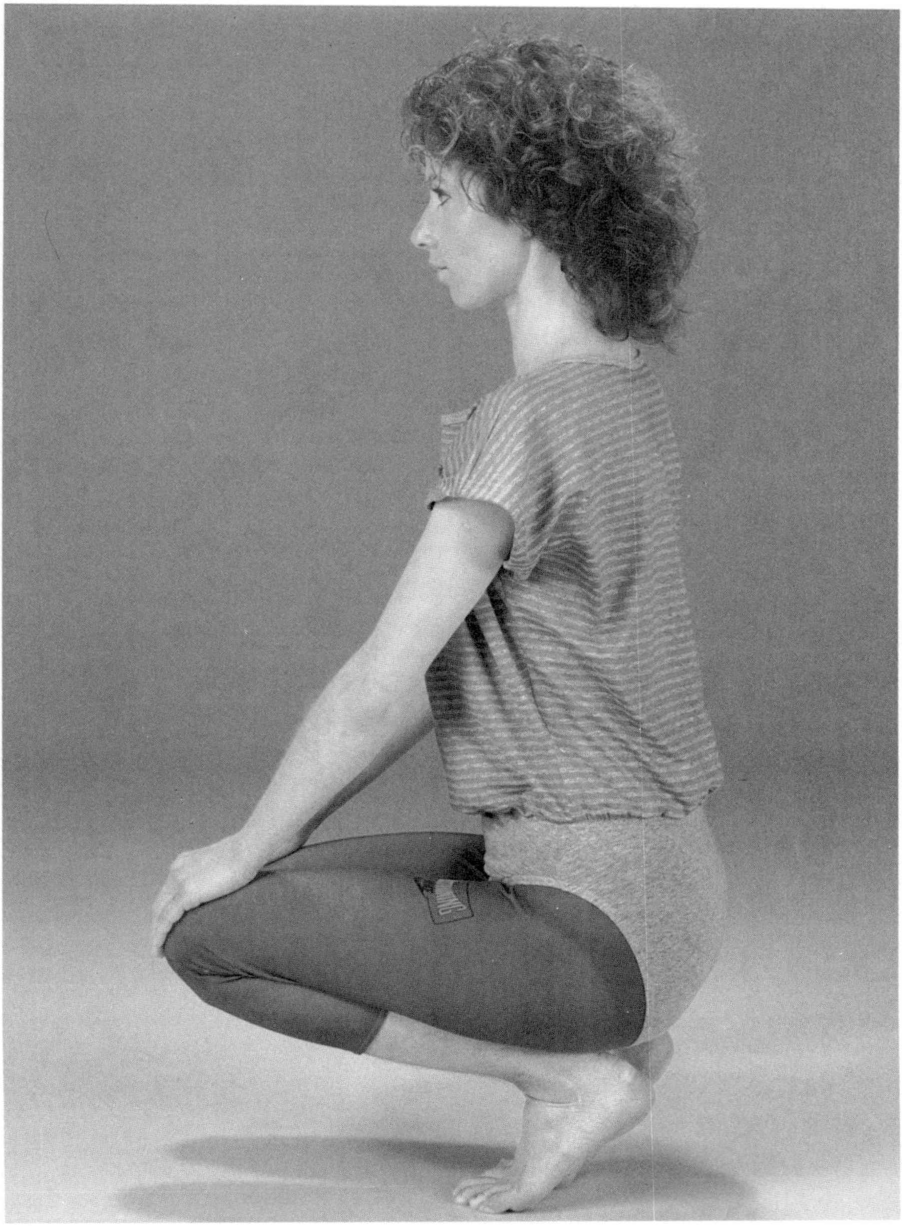

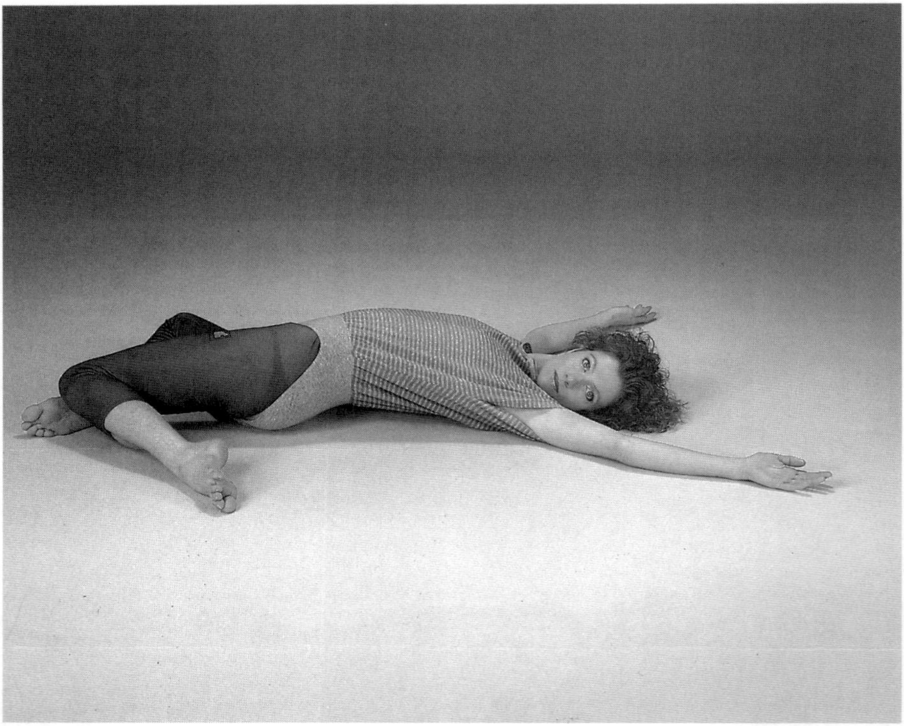

Abbildung a

Krokodilübungen

Im »Kurzprogramm für den Anfang« (s. Seite 34) wurden bereits 3 Übungen dargestellt. Die folgenden Stellungen sind als Fortsetzung anzusehen.

Ausführung I:

1. In Rückenlage die Arme zur Seite legen, die Handflächen weisen nach oben.
2. Beide Füße in Hüftbreite am Körper aufstellen.
3. Beide Knie bewußt langsam etwa 5mal von einer Seite zur anderen bis zum Boden gleiten lassen, in Gegenbewegung zum Kopf (Abbildung a).

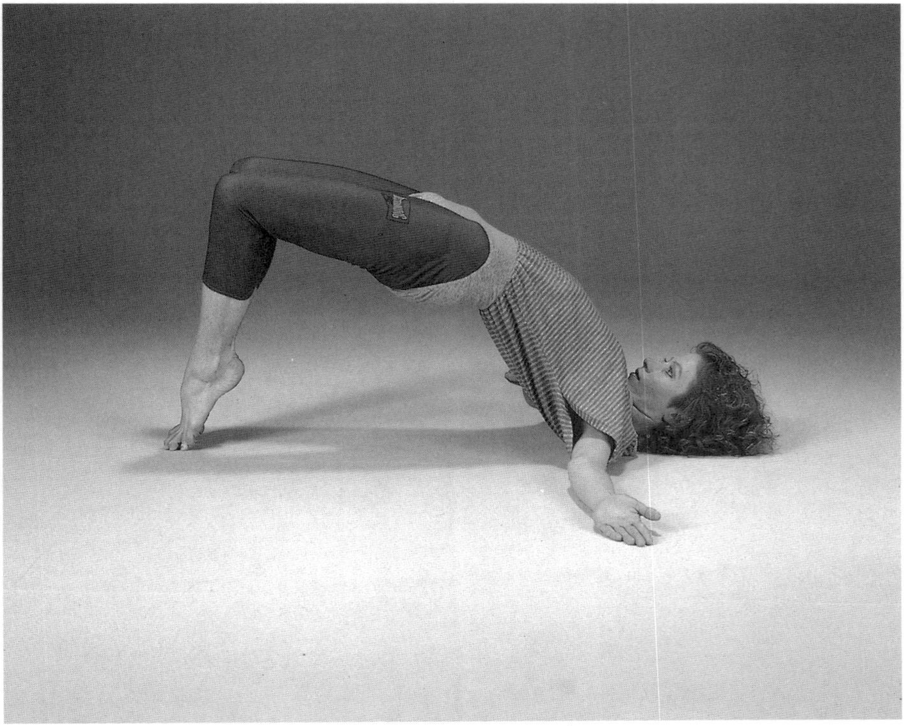

Abbildung b

Variante:
Aus derselben Position Körper anheben und in möglichst weit ausladendem Halbkreis, in entgegengesetzter Richtung zum Kopf, von einer Seite zur anderen führen, bis beide Knie den Boden berühren (Abbildung b).

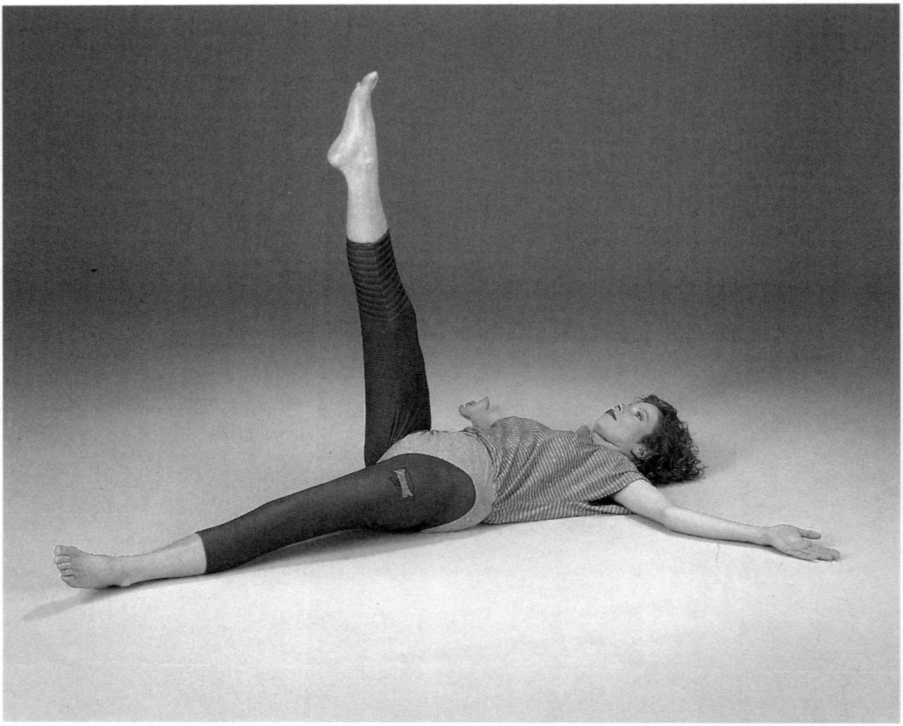

Abbildung c

Ausführung II:

1. In Rückenlage Arme zur Seite legen, Handflächen nach oben.
2. Langsam ein Bein ausgestreckt in den 90-Grad-Winkel anheben (Abbildung c).
3. Dasselbe Bein entgegengesetzt zum Kopf 5mal von einer Seite zur anderen führen, bis es jeweils den Boden berührt (Abbildung d).
4. Das andere Bein von der Mitte aus langsam zurücklegen. In Entspannungslage ausruhen.
5. Die gleiche Übung sowohl im Beinwechsel als auch mit beiden Beinen gleichzeitig ausführen.

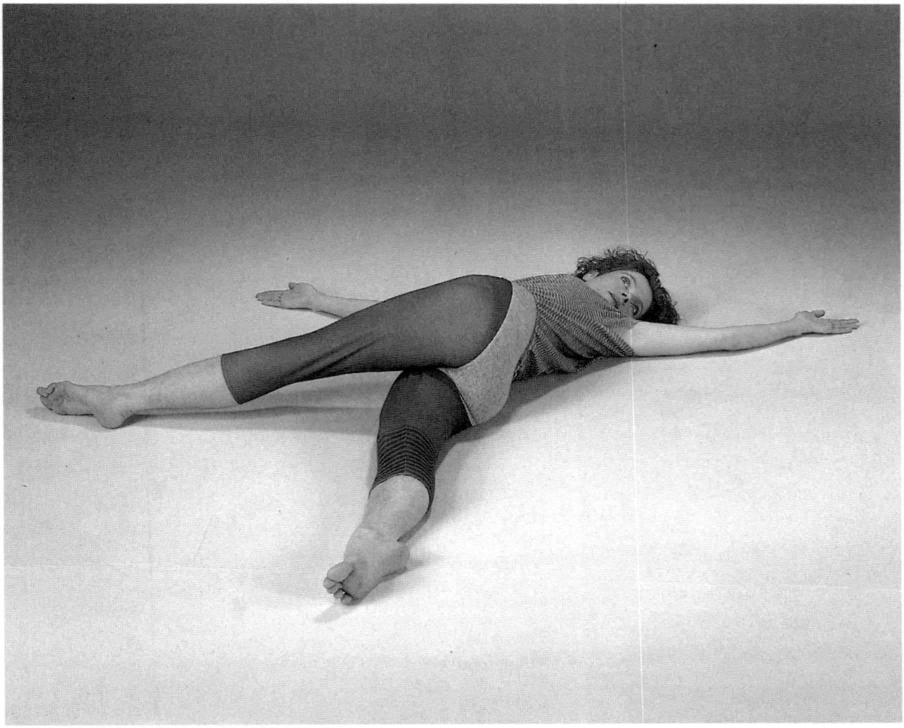

Abbildung d

Tip: Üben Sie die Stellung mit so wenig Muskelkraft wie möglich in der Vorstellung, die Beine bzw. Arme und Beine sind lang und leicht.

Wirkung: Die Krokodilübungen verbessern die Elastizität der Wirbelsäule, wirken gegen Bandscheiben- und Haltungsschäden und stärken das gesamte Nervensystem.

Kobra

Im Kapitel »Kurzprogramm für den Anfang« (s. Seite 36) brachten wir bereits eine Vorübung zu dieser Asana. Hier folgt nun die klassische Kobra.

Ausführung:

1. In Bauchlage Beine und Fußrücken ausstrecken, Stirn auf den Boden legen.
2. Die Hände unter die Schulter legen und nur durch die Muskelkraft von Rücken und Taille den Oberkörper und den Kopf so weit wie möglich anheben. Die Stellung nach einigen Atemzügen langsam auflösen (Abbildung a).

Variante:

1. Grundstellung wie oben.
2. Die Hände auf dem Gesäß falten.
3. Mittels der Rückenmuskulatur den Oberkörper aus der Taille heraus anheben, die Nabelgegend bleibt am Boden.
4. Schulterblätter zusammenführen, indem die Arme sich nach hinten dehnen, als könnten die nun ausgestreckten Finger die Fersen berühren (Abbildung b).
5. Die Endstellung einige gleichmäßige Atemzüge lang anhalten und dann langsam auflösen.
6. Entspannen. Die Übung 2mal wiederholen.

Tip: Bedenken Sie, daß bei der klassischen Ausführung der Kobra der Oberkörper allein durch die Muskelkraft von Rükken und Taille angehoben wird. Führen Sie die Übung niemals ruckartig aus, sondern sehr bewußt, langsam und gleichmäßig. Versuchen Sie, regelmäßig weiterzuatmen.

Wirkung: Die Übung stärkt die Brust-, Bauch- und Rückenmuskulatur, das Nervensystem, die Funktion der Bauchorgane, der Nieren und der Nebennieren, sie fördert die Verdauung, hilft gegen Kreuzschmerzen und Rückgratverkrümmung, festigt die Kinnpartie, reduziert das Gesäß und stabilisiert den Kreislauf.

Hinweis: Diese Übung sollten Sie nicht bei einer Überfunktion der Schilddrüse ausführen.

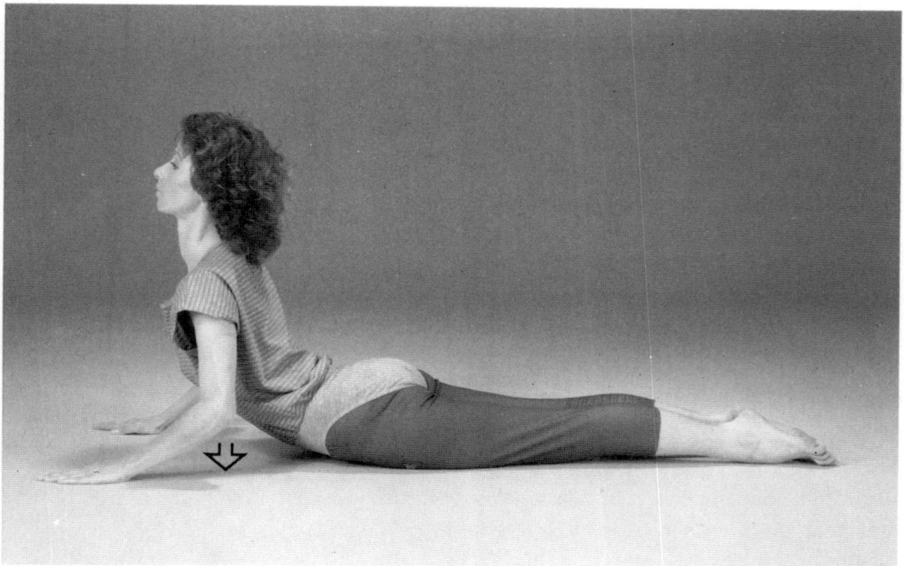
Abbildung a

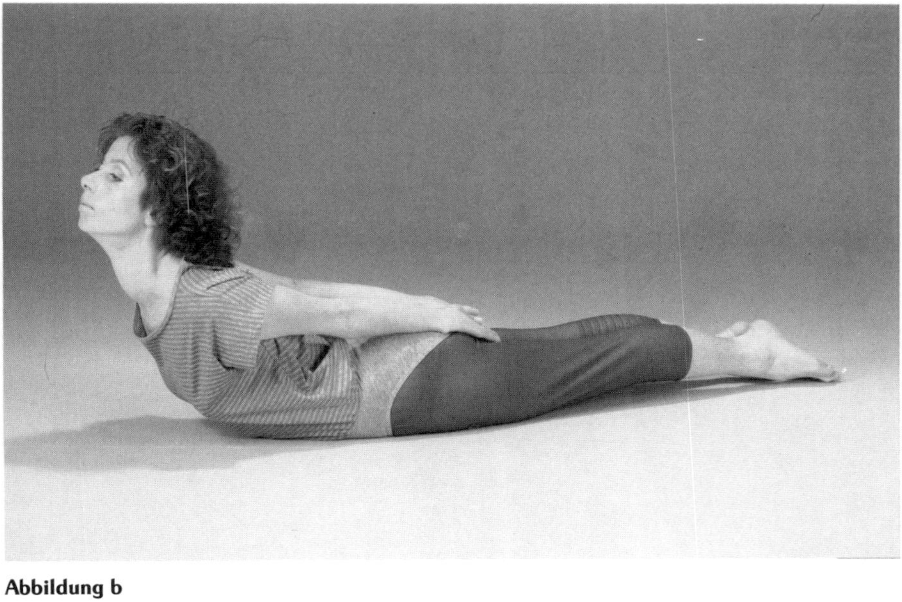
Abbildung b

Kerze

Die Kerze beeinflußt den ganzen Körper. Sie gehört wie der Kopfstand zu den sogenannten Umkehrhaltungen und wird auch Schulterstand genannt.

Ausführung:

1. In Rückenlage Beine und Arme ausstrecken und Handflächen auf den Boden legen.
2. Langsam die Beine anheben und den Körper in die Senkrechte aufrichten, wobei die Hände ihn an den Rippen abstützen.
3. Der Körper soll auf Schultern und Nakken ruhen, das Kinn berührt dabei das Brustbein, die Ellbogen bleiben dicht am Körper.
4. Dynamische und statische Phase werden mit gleichmäßiger Nasenatmung durchgeführt.
5. In umgekehrter Reihenfolge die Stellung langsam und weich auflösen.
6. Endstellung allmählich bis zu einigen Minuten verlängern.

Tip: Wegen ihrer umfassenden Wirkung ist es sehr zu empfehlen, die Kerze in das tägliche Übungsprogramm aufzunehmen. Übrigens können Sie leichter in die Kerze gelangen, wenn Sie zunächst die Halbkerze (s. Seite 37) einnehmen.

Wirkung: Die Übung belebt und entspannt den ganzen Organismus. Sie sorgt für gute Durchblutung von Gehirn, Wirbelsäule und Becken, verbessert die venöse Blutzirkulation und wirkt dadurch Krampfadern und Hämorrhoiden entgegen. Sie bessert Senkungen der Bauchorgane, regt die Hormondrüsen an und reguliert das Gewicht.

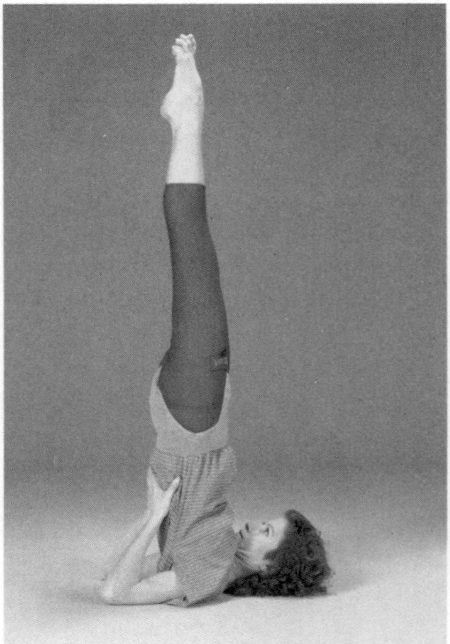

Pflug

Diese Asana ist vermutlich als einzige nach einem Werkzeug benannt, nämlich nach dem primitiven Pflug der alten Inder.

Ausführung:

1. In Rückenlage die Arme nahe am Körper ausstrecken, Handflächen auf dem Boden.
2. Langsam beide Beine und den Körper anheben.
3. Körper in der Taille einbiegen und die gestreckten Beine langsam über den Kopf senken, bis die Zehen den Boden berühren (Abbildung a, S. 64).
4. Einige Atemzüge lang in der statischen Phase verharren und sie von Mal zu Mal verlängern.
5. In der Auflösung die Knie anwinkeln; langsam und behutsam Wirbel für Wirbel abrollen, ohne den Kopf anzuheben.

Tip: Lassen Sie geduldig die Schwerkraft der Beine wirken, selbst wenn die Zehen schon den Boden berühren. Üben Sie den Pflug im Anschluß an die Kerze.
Bitte forcieren Sie nichts, und achten Sie auf gleichmäßige Nasenatmung!

Varianten:

1. Aus der Endstellung des Pfluges Zehen auf dem Boden langsam weiter vom Kopf weggleiten lassen.
2. Beine anwinkeln und die Knie locker an die Ohren legen, Fußrücken auf den Boden (Abbildung b, S. 64).
3. Halswirbelsäule behutsam dehnen, Knie schließen und vor die Stirn möglichst auf den Boden legen (Abbildung c, S. 64).

Wirkung: Der Pflug bessert Kopfschmerzen und erfrischt, stärkt die Sekretionsdrüsen, verbessert die Gehirndurchblutung, wirkt regenerierend, massiert die Milz, Leber, Bauchspeicheldrüse und Nieren, hält die Wirbelsäule elastisch, kräftigt das Nervensystem und fördert Energie und Vitalität.

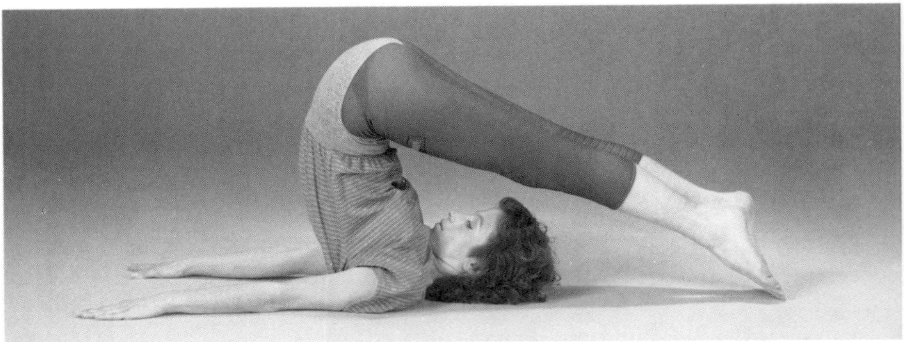

Abbildung a

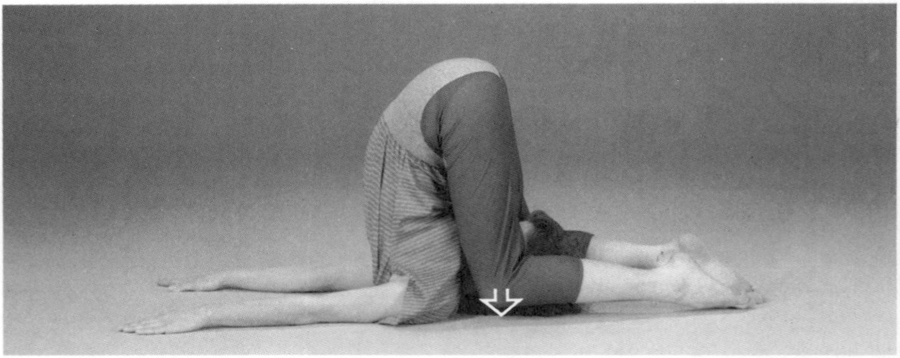

Abbildung b

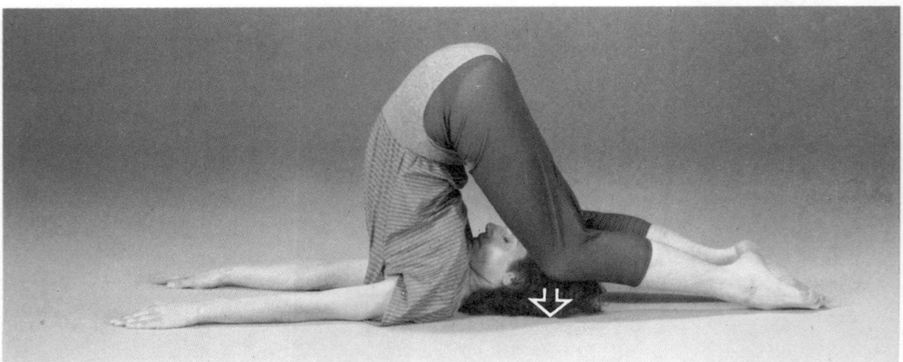

Abbildung c

Fisch

Die Bezeichnung Fisch für diese Übung ist merkwürdig; denn äußerlich erinnert die Stellung nicht an einen Fisch. In klassischen Sanskrittexten wird erklärt, daß die Asana es ermöglicht, im Wasser zu schwimmen wie ein Fisch. Weil bei der Fischübung der Schwerpunkt etwa in die Mitte des Körpers verlegt wird, verbessert sie wirklich die Schwimmtüchtigkeit. Wir haben die Asana als Gegenstellung zur Kerze in dieses Programm aufgenommen.

Ausführung:
1. Mit ausgestreckten Beinen auf den Boden legen.
2. Brustkorb stark wölben, den Oberkörper langsam auf die Ellbogen zurücklegen und den Kopf auf dem Scheitel abstützen (Abbildung a, S. 66).
3. In dieser Stellung die Arme strecken und die Handflächen auf die Oberschenkel legen.

Der Körper soll in der Endstellung nur von Steißbein und Hinterkopf getragen werden.

Variante:
Fortgeschrittene können die gleiche Übung vom Lotossitz aus durchführen. Die Finger erfassen dabei die großen Zehen (Abbildung b, S. 66).

Tip: Am Anfang können Sie sich zur Erleichterung auch auf die Ellbogen stützen.

Wirkung: Die Übung stärkt Brustkorb und Lungen. Sie ist besonders wohltuend für Menschen mit Atembeschwerden (Bronchitis, Asthma), heilt Schnupfen und eitrige Mandeln, regt die Thymusdrüse, die Hirnanhangdrüse sowie die Zirbeldrüse an und hilft bei Rückgratverkrümmungen.

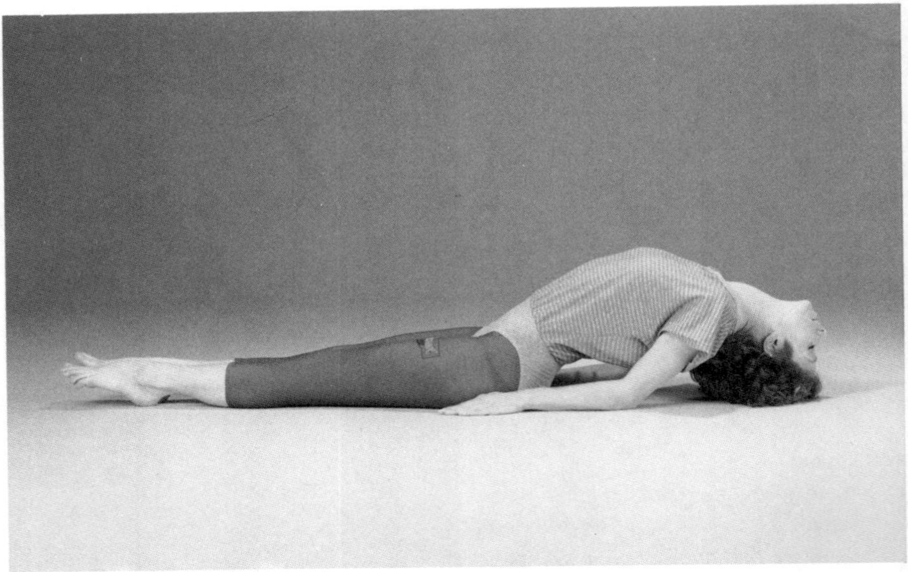

Abbildung a

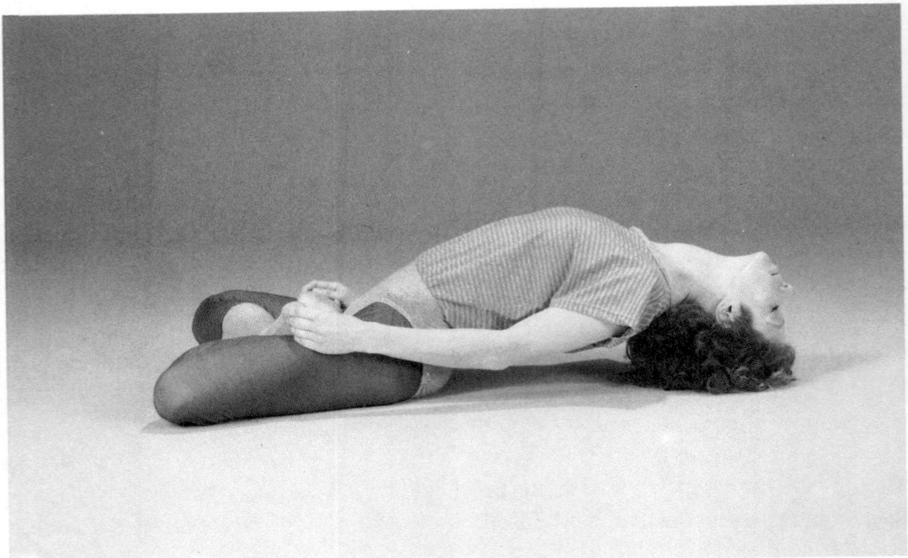

Abbildung b

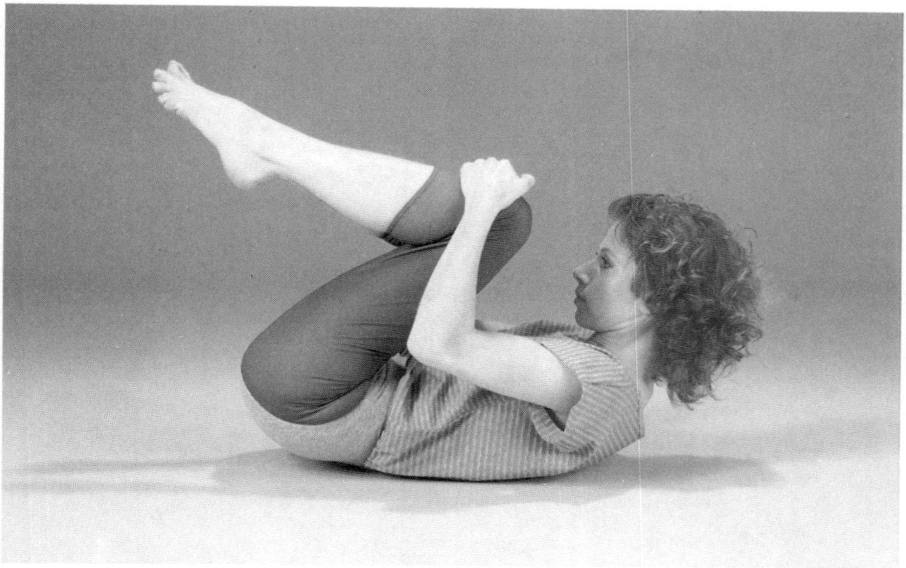

Rolle

Ausführung:
1. Sitz mit angewinkelten, leicht gespreizten Beinen.
2. Mit den Händen die Knie umfassen und den Kopf locker hängen lassen.
3. Langsam und weich Wirbel für Wirbel abrollen und wieder zurückrollen.
4. Allmählich die Schaukelbewegung vergrößern, bis die Zehenspitzen den Boden berühren.

Tip: Lassen Sie sich bei dieser Übung Zeit. Konzentrieren Sie sich auf die Wirbelsäule. Beginnen Sie mit kleinster Schwingung in der Kreuzgegend.

Variante:
1. Unterschenkel kreuzen. Mit der rechten Hand den linken Fuß, mit der linken Hand den rechten Fuß umfassen.
2. Beim Zurückrollen berühren die Zehen den Boden, beim Vorrollen der Kopf.

Tip: Die Variante sollten Sie erst dann üben, wenn Ihnen die Rolle spielend leicht gelingt.

Wirkung: Die Übung massiert die Wirbelsäule und hält sie elastisch, stärkt das Gleichgewichtsempfinden, lindert Verspannungen im Nacken und in der Wirbelsäule, fördert die Durchblutung der Rükkenmarksnerven und den Schlaf.

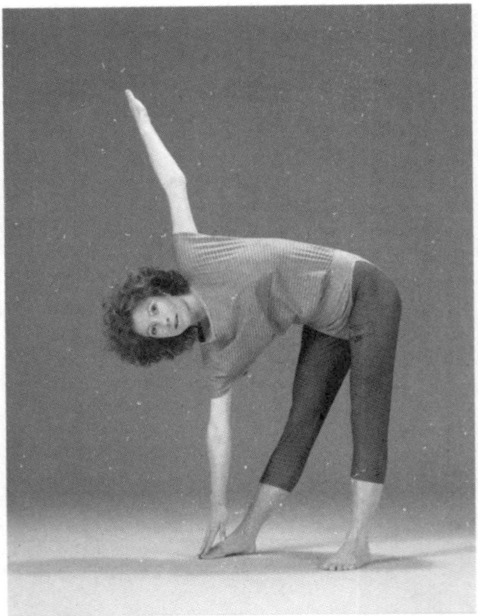
Abbildung a

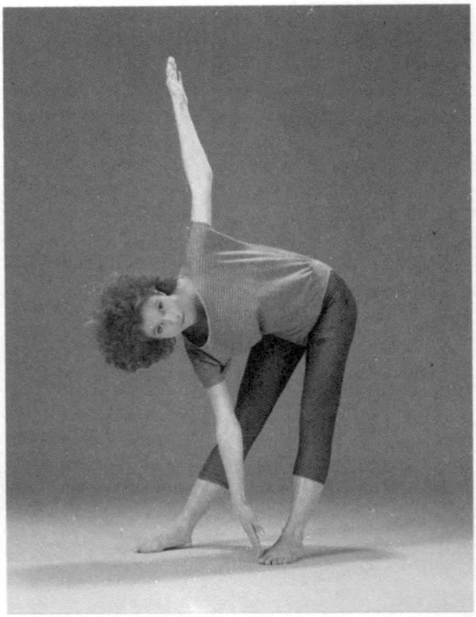
Abbildung b

Dreieck

Ausführung:

1. Im Stand mit gespreizten Beinen die Arme seitlich in Schulterhöhe heben, Handflächen zeigen nach vorn.
2. Mit durchgedrückten Knien den Körper zur rechten Seite beugen. Die Hand am Bein heruntergleiten lassen, bis die Fingerspitzen die rechte Fußspitze berühren. Gleichzeitig den linken Arm senkrecht nach oben führen. Beide Arme bilden jetzt eine senkrechte Linie (Abbildung a). Der Blick soll der linken Hand folgen.
3. Nach einigen gleichmäßigen Atemzügen die Übung langsam auflösen und zur anderen Seite wiederholen.

Variante:
In Stellung 2 die Übung so ausführen, daß die rechte Hand die linke Fußspitze berührt (Abbildung b).

Wirkung: Die Übung belebt die Wirbelsäule, hält die Seitenmuskeln des Rumpfes elastisch, baut Fettgewebe ab und stärkt die Muskulatur des Unterkörpers.

Baucheinziehung/Bauchmuskelkontraktion

Die Yogis erklären, daß diese Übung Prana durch die Leitung subtiler Energie, etwa über das Rückenmark, nach oben führt. Die sich auf den Bauch beziehenden Asanas gehören zum traditionellen Yogatraining.

Ausführung:

1. Füße leicht gespreizt parallel nebeneinander stellen.
2. Mit gestreckten Armen die Hände auf die leicht gebogenen Knie stemmen.
3. Mit kraftvoller Ausatmung durch den Mund Eingeweide heben und Bauch so weit einziehen, daß der Nabel die Wirbelsäule zu berühren scheint.
4. Kinn auf die Brust legen und Stellung etwa 5 Sekunden anhalten.
5. Tief einatmen und entspannen.
6. Übung 2mal wiederholen und Dauer von Stellung 4 allmählich steigern.

Varianten:

1. In der Phase der Ausatmung den Bauch mehrmals langsam vorwölben und wieder einziehen. Einatmen, entspannen.
2. Nach längerer Übung den Bauch so oft und so schnell wie möglich vorstoßen und einziehen. Anschließend einatmen und entspannen. Diese Variante wird auch als Bauchwedeln bezeichnet.

Tip: Achten Sie darauf, daß die Ausatmung den Bauch abflacht und ihn zur Höhle macht. Erleben Sie bewußt, wie diese Übung in besonderem Maß das Körpergefühl und Ihr Selbstbewußtsein stärkt!

Wirkung: Diese Übung wirkt besonders auf Unterleib, Brustkorb und Lungen. Sie beseitigt Darmträgheit und wirkt der Senkung von Gebärmutter, Darm und Magen entgegen. Sie stärkt die Bauchmuskulatur und verhindert Fettansatz.

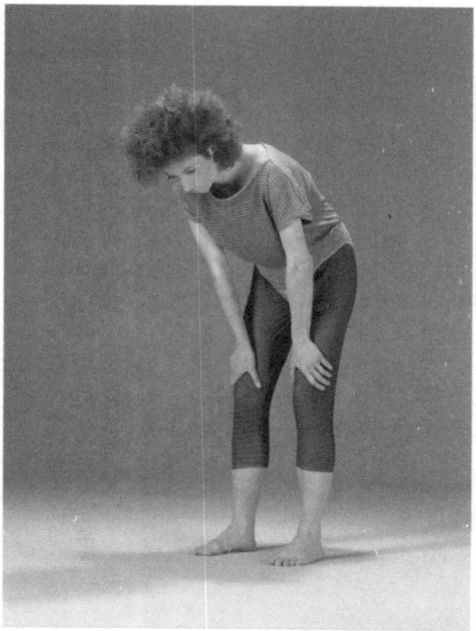

Abendprogramm

Die folgenden Übungen können helfen, einen harmonischen Übergang von den Aktivitäten des Tages zur Ruhe des Abends zu finden.

Beruhigungsatmung

Die Ausführung dieser Übung wurde bereits bei den Atemübungen (s. Seite 23) beschrieben.

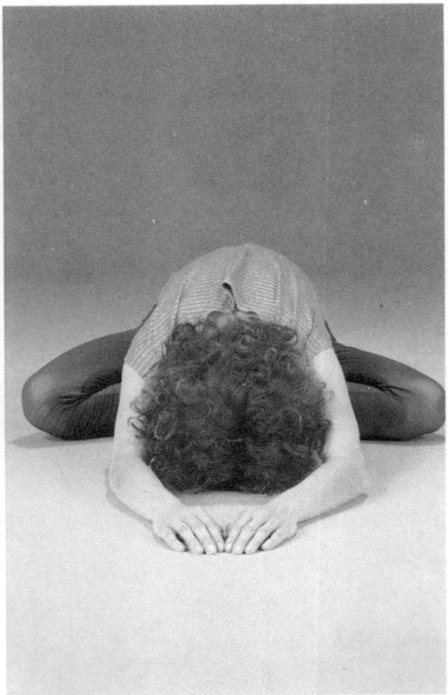

Hirschkäfer

Ausführung

Vorübung:

1. Im Schneidersitz Unterschenkel parallel legen.
2. Hände übereinander auf das vordere Schienbein legen und Hohlkreuzhaltung einnehmen. Oberkörper sanft vor- und zurückbeugen.
3. Oberkörper mit vorsichtiger Dehnung vorlegen. In dieser Stellung möglichst entspannt etwas verharren.

Endstellung:

1. Sitz wie zuvor.
2. Arme im Bogen über den Kopf dehnen, Blick in die Handinnenflächen.
3. Oberkörper mit gerader Wirbelsäule langsam senken, möglichst bis zur Auflage auf die gekreuzten Beine, so daß Stirn und Arme den Boden berühren (Abbildung).

Tip: Vor und während der Übung sollten Sie sich gut auf die Wirbelsäule konzentrieren und sich in sie, beim Kreuzbein beginnend, einfühlen. In der statischen Phase müssen Sie sich bei jedem Ausatmen loslassen. Sie werden dann beobachten, wie der Oberkörper bei jeder Ausatmung ein wenig tiefer sinkt.

Wirkung: Diese Übung hält das Kreuzbein beweglich. Sie beugt vor gegen Bandscheibenschäden, Hexenschuß und Ischias.

Embryostellung

Ausführung

Vorübung:

1. Sitz mit ausgestreckten Beinen.
2. Rechtes Knie in die rechte Ellenbeuge hängen.
3. Rechte Fingerspitzen nun an die Stirn legen.
4. Linke Hand umfaßt die Außenkante des rechten Fußes und zieht ihn an die linke Schulter (Abbildung a, S. 72).
5. In statischer Phase verharren und sie allmählich verlängern.
6. Beidseitig üben.

Endstellung:

1. Sitz mit ausgestreckten Beinen.
2. Rechtes Knie in die rechte Ellenbeuge hängen.
3. Rechte Fußspitze in linke Ellenbeuge legen.
4. Den rechten Unterschenkel über den Kopf nehmen und Fingerspitzen beider Hände an die Stirn oder auf den Kopf legen. Später sollen sie möglichst gefaltet auf dem Hinterkopf oder im Nacken liegen (Abbildung b, S. 72).
5. Diese Haltung allmählich länger ausdehnen.
6. Beidseitig üben, auch mit beiden Beinen zusammen.

Tip: Lassen Sie den Oberkörper ganz lokker hängen. Legen Sie die Fußspitze – langsam dehnend – so eng wie möglich an die Schulter.

Wirkung: Die Übung dehnt die Wirbelsäule und fördert ihre Durchblutung. Sie erhöht die Elastizität der Beine.

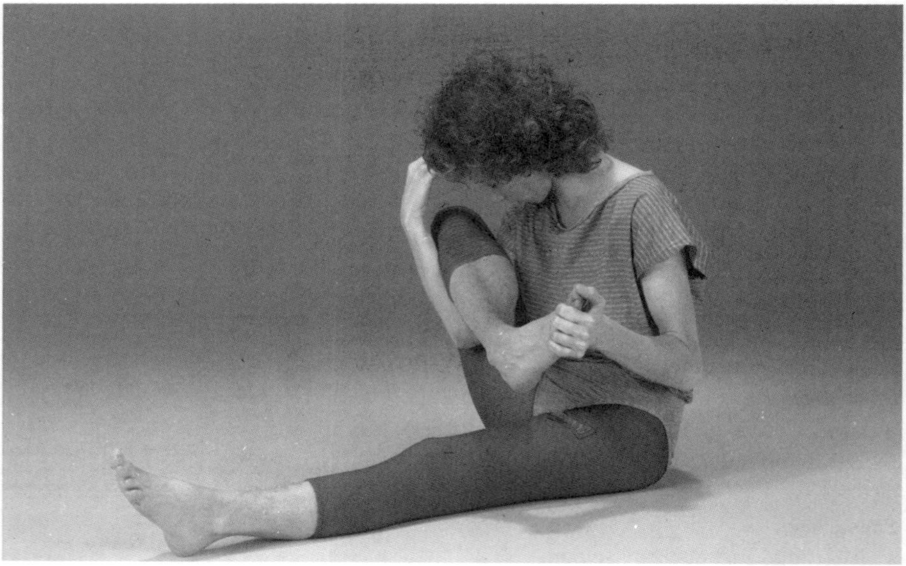

Abbildung a

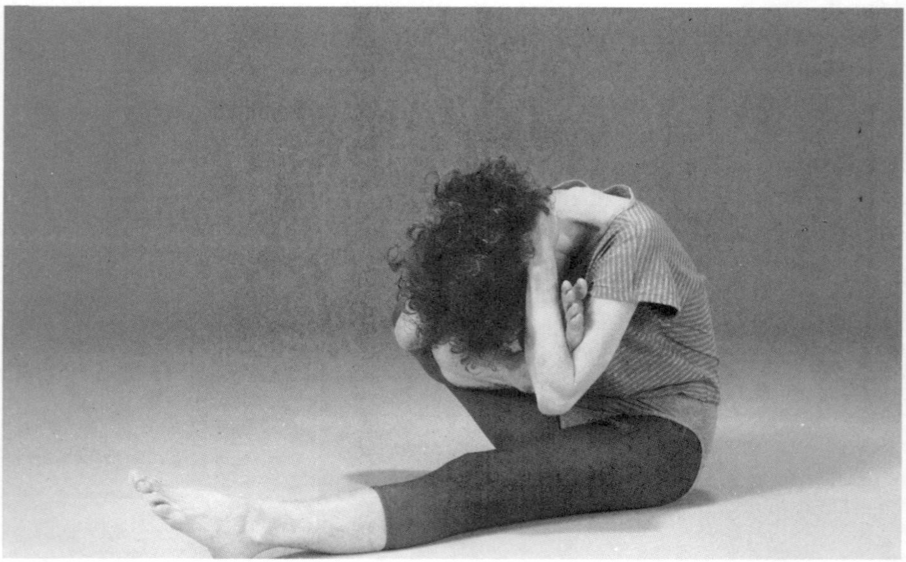

Abbildung b

Hängeübung

Die Hängeübung ist eine Vorübung zu dem anschließend folgenden »Kniekuß«. Sie soll jeweils mit der Entspannungslage auf dem Bauch verbunden werden.

Ausführung:

1. Stand am Fußende vor der Unterlage (Decke oder Matte), Füße im Abstand von etwa 20 cm parallel nebeneinander.
2. Knie durchdrücken, Oberkörper am Kreuzbein abknicken.
3. Mit gerader Wirbelsäule langsam vor- und herunterbeugen.
4. Arme verschränken. Kopf, Arme und Oberkörper locker hängen lassen (Abbildung a, S. 74).
5. Statische Phase allmählich verlängern.
6. Nach einigen ruhigen Atemzügen in die Bauchlage (s. folgende Übung) krabbeln, Kopf nicht anheben.

Variante I:

Hände im Nacken falten, Ellbogen vor dem Gesicht zusammenführen.

Variante II:

1. Arme hinter dem Rücken ausstrecken.
2. Hände falten und über den Kopf hinweg in Richtung Boden hängen, dabei die Schwerkraft der Arme wirken lassen.

Tip: Beobachten Sie geduldig, wie bei jeder Ausatmung der Oberkörper schwer und gelöst ein wenig tiefer sinkt, wenn es Ihnen gelingt, die Muskulatur mehr und mehr loszulassen.

Wirkung: Die Übung kräftigt die Wirbelsäule. Die starke Durchblutung des Kopfes fördert einen gesunden Teint und geistige Wachsamkeit. Die Verdauung wird dadurch gefördert und die Fettleibigkeit abgebaut.

Entspannungslage auf dem Bauch

Diese Asana soll nach der Hängeübung praktiziert werden.

Ausführung:

1. In Bauchlage den Körper flach und gelöst ausstrecken. Die Zehen sehen sich an, die Fersen weisen locker nach außen, die Fußrücken berühren den Boden.
2. Arme locker neben den Körper legen, Handflächen nach oben gerichtet.
3. Kopf auf der Seite ruhen lassen (Abbildung b, S. 74).
4. Augen schließen und durch die Nase atmen; der Atem fließt gleichmäßig aus und ein.

Tip: Achten Sie bei der Kopflage auf den Abstand zwischen Kinn und Schulter, um die Halswirbelsäule nicht zu krümmen. Erspüren Sie bei jedem Ausatmen die Schwere der einzelnen Glieder und des ganzen Körpers!

Wirkung: Die Entspannungslage auf dem Bauch schenkt Beruhigung.

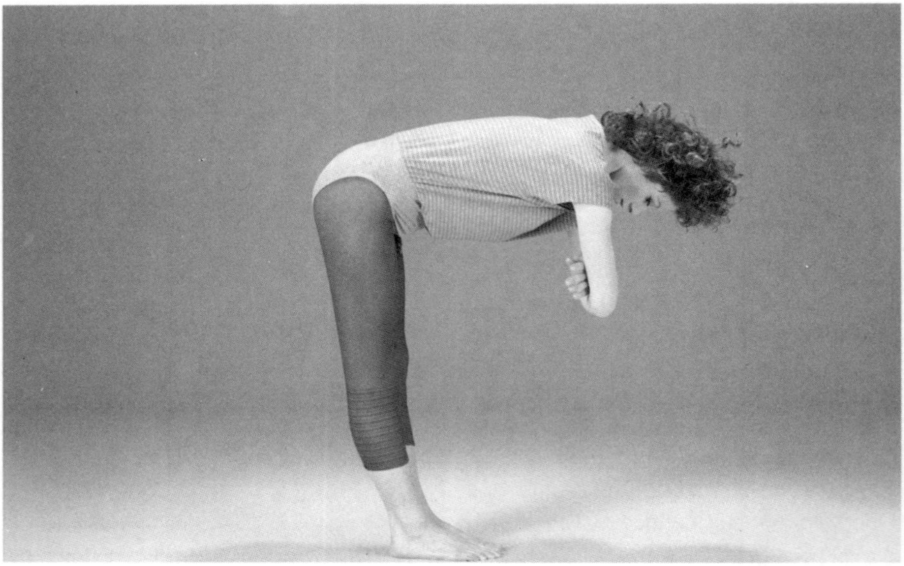

Abbildung a

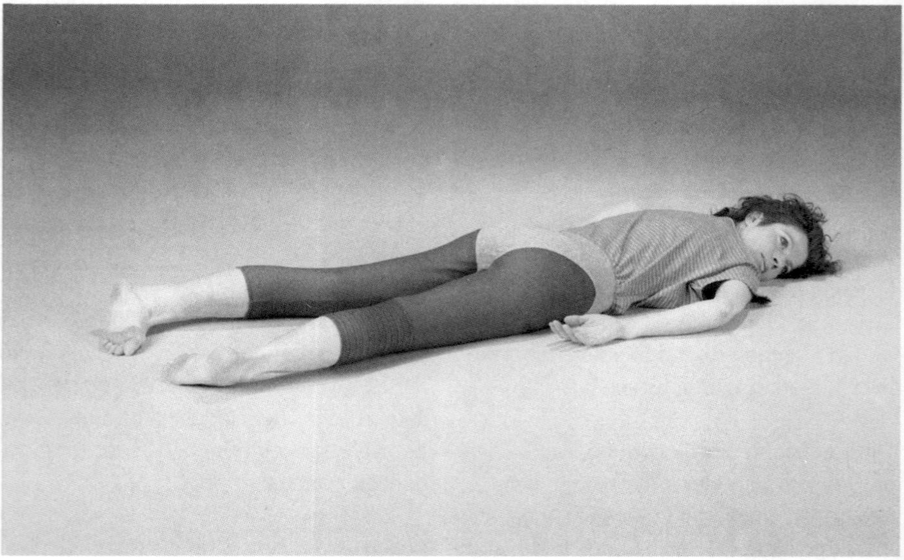

Abbildung b

Kniekuß

Diese Asana wird auch Kopf-zum-Knie-Haltung oder Zange genannt und im traditionellen Yoga sitzend oder stehend ausgeführt. Dabei wird der untere Teil des Rückens gedehnt. Daß sich für den Yogi hinter dieser Übung zudem ein okkulter Sinn verbirgt, der dem Laien unverständlich ist, sei nur am Rande vermerkt. Wichtig ist, daß diese Übung auch für uns eine Quelle der Lebenskraft und Gesundheit bedeutet.

Ausführung

Vorübung:

1. Sitz mit ausgestreckten Beinen.
2. Linke Fußsohle an die Innenseite des rechten Oberschenkels legen, Knie auf den Boden.
3. Mit erhobenen Armen und gestreckter Wirbelsäule den Oberkörper langsam über das gestreckte Bein legen (Abbildung a, S. 76).
4. Völlig entspannt in statischer Phase verharren.
5. Übung wechselseitig ausführen.

Endstellung:

1. In Rückenlage die Arme über dem Kopf ausstrecken.
2. Mit ausgestreckten Armen und gestreckter Wirbelsäule langsam aufsetzen und nach vorn beugen; die Schwerkraft des Oberkörpers wirken lassen.
3. In der Endstellung umgreifen die Zeigefinger die großen Zehen (Abbildung b, S. 76), die Ellbogen sollen auf dem Boden liegen, der Mund berührt das Knie.
4. Mit erhobenen Armen langsam in die Rückenlage zurückgleiten.

Wirkung: Der Kniekuß fördert die Darmperistaltik, regt das Nervengeflecht längs der Wirbelsäule an, stärkt Leber, Milz und Nieren, massiert das Herz, die Bauchspeicheldrüse und die Blase. Überflüssiges Fett an Bauch und Hüften verschwindet.

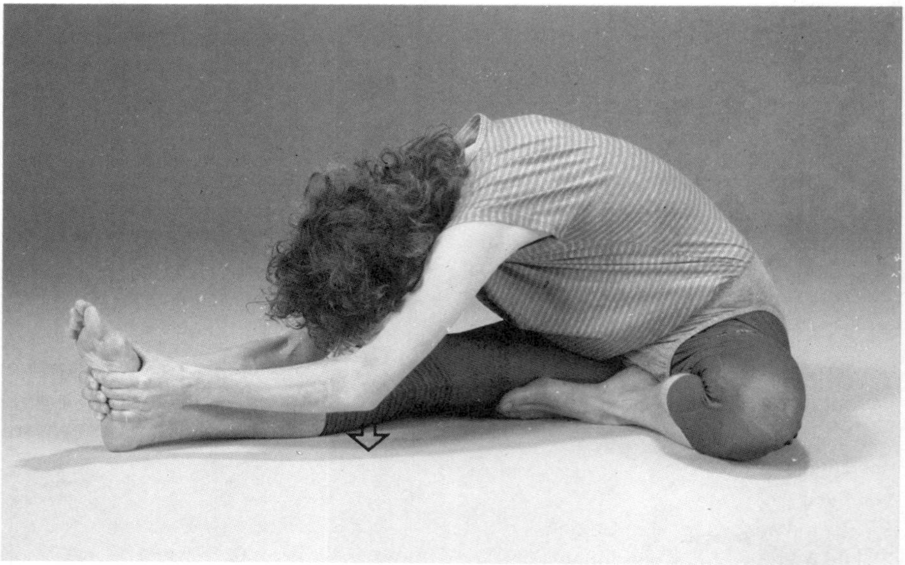

Abbildung a

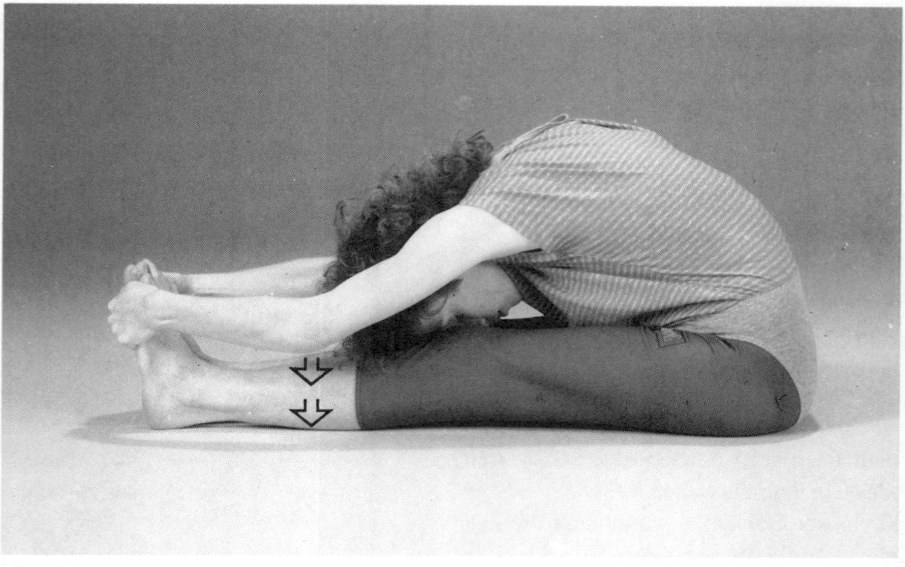

Abbildung b

Knie- und Fußgelenkdehnung

Ausführung

Vorübung:

1. In Bauchlage linkes Bein anwinkeln.
2. Wenn möglich, linken Fuß mit gefalteten Händen an das Gesäß ziehen und einige Atemzüge lang anhalten (Abbildung a, S. 78).
3. Die gleiche Übung mit dem rechten Bein sowie mit beiden Beinen zugleich wiederholen. Die Knie bleiben dabei geschlossen.

Endstellung:

1. In gleicher Ausgangsposition Beine anwinkeln.
2. Knie spreizen.
3. Vorsichtig die Füße neben den Hüften auf den Boden senken.

Tip: Kopf bequem auf die Seite legen. Benutzen Sie nur die Muskeln, die Sie für die Ausführung tatsächlich brauchen.

Wirkung: Diese Übung stärkt die Durchblutung der Bein- und Fußgelenke und hält sie elastisch.

Spanischer Tänzer im Liegen

Ausführung:

1. Auf die linke Seite legen.
2. Linkes Bein ausstrecken, rechtes Bein anwinkeln, rechte Fußsohle an linkes Knie legen.
3. Mit der linken Hand das rechte Knie auf den Boden drücken (Abbildung b, S. 78). Langsam den ausgestreckten rechten Arm über den Körper hinweg zur rechten Seite führen, dabei mit dem Blick der Hand folgen.
4. Die Hand soll den Boden erst dann berühren, wenn auch die Schulter aufliegt (Abbildung c, S. 78).
5. Einige Atemzüge lang Stellung anhalten und sehr langsam in entgegengesetzter Reihenfolge auflösen.
6. Beidseitig üben. Statische Phase allmählich verlängern.

Tip: Halten Sie das Knie fest am Boden, und lassen Sie die Schwerkraft des Armes wirken. Entspannen Sie vollkommen.

Wirkung: Die Übung führt zur besseren Durchblutung und Stärkung von Wirbelsäule, Schulter- und Lendenmuskulatur. Sie wirkt gegen Rheuma und Ischias, beruhigt die Nerven und fördert den Schlaf.

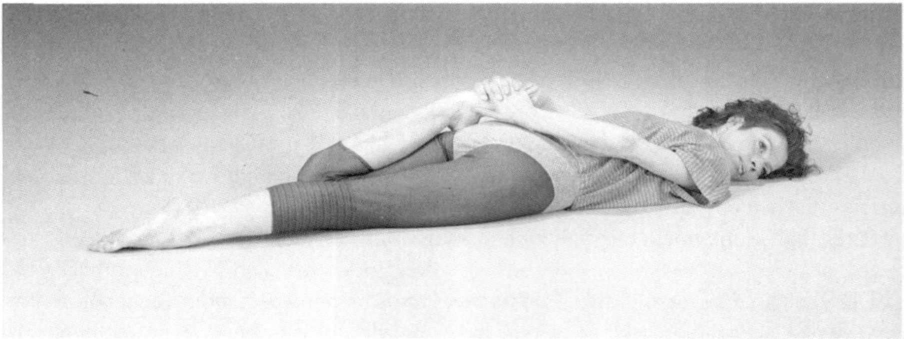

Abbildung a

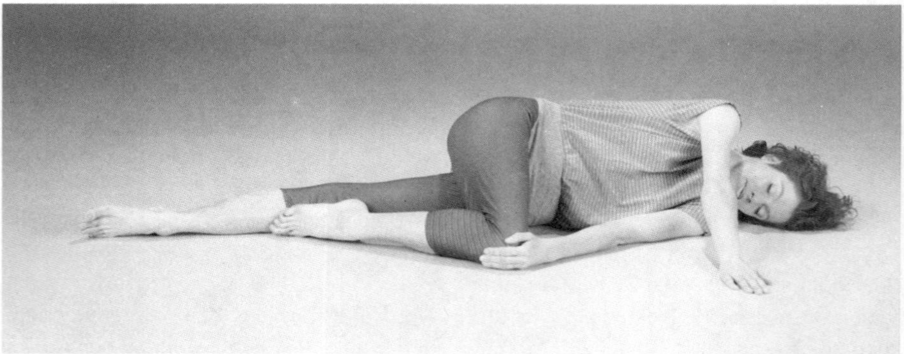

Abbildung b

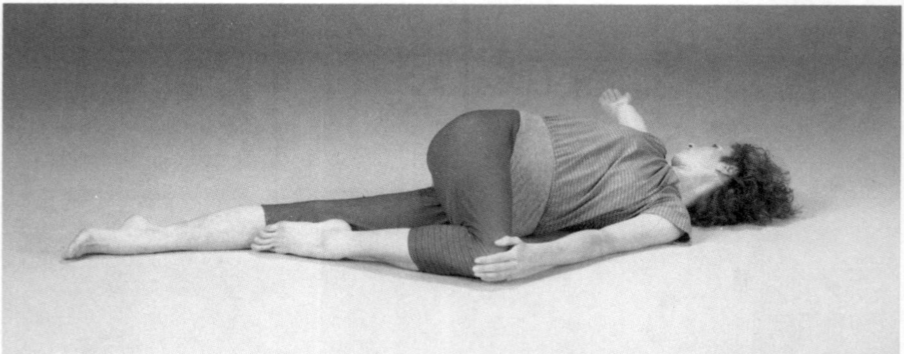

Abbildung c

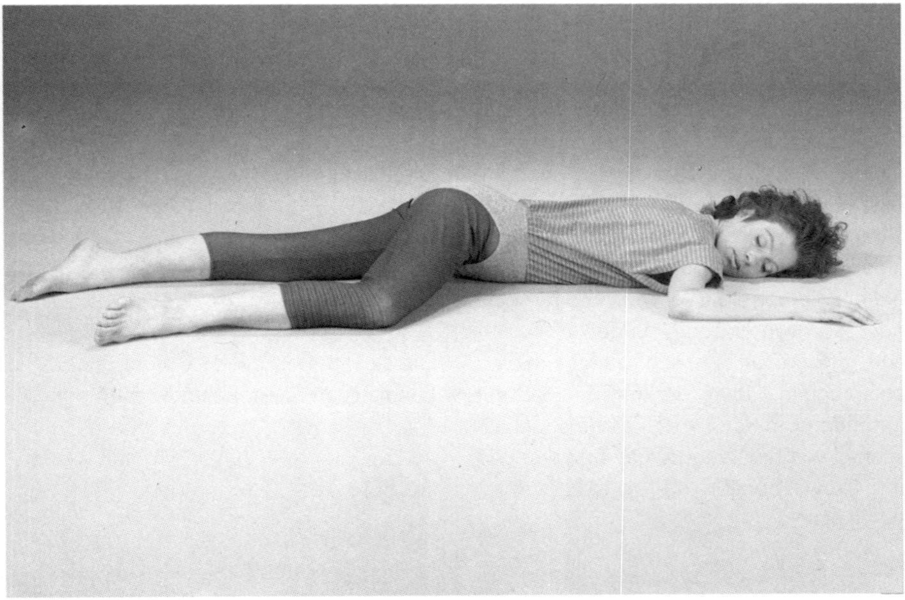

Schlafstellung

Ausführung:
1. In Bauchlage linkes Bein strecken und linken Arm locker hinter den Körper legen. Der Kopf ruht auf der linken Seite.
2. Rechtes Bein und rechten Arm angewinkelt vor den Körper legen.
3. Bei gleichmäßiger Tiefatmung eine Minute in dieser Lage verharren. Übung zur anderen Seite wiederholen.

Tip: Spüren Sie sich ein in Ihr Gewicht, indem Sie es nach unten abgeben. Lösen Sie die Muskulatur im ganzen Körper.

Wirkung: Die Übung begünstigt die Entspannung der Wirbelsäule, beruhigt die Nerven und verbessert die Qualität des Schlafs.

Übungen am Arbeitsplatz

Wer sich verausgabt hat, müde, unkonzentriert oder nervös ist, sollte unbedingt für einige Minuten völlig umschalten und die eine oder andere der nachstehenden Übungen probieren. Sie sind nicht nur an jedem Platz leicht durchführbar, sondern helfen wirkungsvoll. Machen Sie nur eine oder zwei von diesen Übungen, eben solche, die am besten den Gegebenheiten entsprechen. Üben Sie langsam und mit Einfühlung, dann werden Sie erstaunlich schnell verbrauchte Energie aufladen und Ihre Nerven beruhigen.

Reinigungsatmung

Die Ausführung dieser Übung finden Sie im Kapitel »Atmen mit Yoga« (s. S. 20).

S-Atmung

Die Ausführung dieser Übung finden Sie ebenfalls im Kapitel »Atmen mit Yoga«.

Kopfrollen

Ausführung:

1. Im Sitzen Wirbelsäule lang und locker aufrichten. Augen schließen. Gleichmäßige Nasenatmung.
2. Kopf bewußt langsam von der Stirn her schwer werden und dann nach vorn sinken lassen.
3. Beim Anhalten sich in die gedehnte Halswirbelsäule einspüren und nach einigen Atemzügen den Kopf langsam mit gerader Wirbelsäule wieder aufrichten.
4. Hinterkopf schwer werden lassen und im Zurücksinken so weit wie möglich der Schwere nachgeben. Sobald unter dem Kinn Spannung entsteht, Mund öffnen und Kopf weiter sinken lassen. Langsam aufrichten.
5. Kopf langsam und locker erst zur rechten, dann zur linken Ohrseite sinken lassen, ohne zu forcieren, dabei der Spannung der gedehnten Halsseite bewußt nachgeben.
6. Während aller Stufen bleiben die Schultern gerade, Nase zeigt nach vorn.
7. Wer die einzelnen Positionen beherrscht, soll sie konzentriert langsam fließend und locker kreisend miteinander verbinden. In jeder Richtung 3mal üben.

Tip: Lassen Sie die Schwerkraft des Kopfes bewußt und sanft wirken. Denken Sie daran, daß Yoga lehrt, den eigenen Leistungswillen zugunsten des Geschehenlassens aufzugeben.

Wirkung: Die Übung entspannt nicht nur Kopf und Nacken, sondern den ganzen Körper. Besonders wohltuend ist die befreiende Wirkung für Kopf und Augen. Das Kopfrollen sorgt für schnelles Auftanken von Energie. Nebenbei reduziert es das Doppelkinn.

Kuhgesichtshaltung

Ausführung:

1. Im Diamantsitz die linke Hand von unten zwischen die Schulterblätter legen, rechten Arm hinter den Kopf heben; die rechte Hand erfaßt die linke (Abbildung S. 82).
2. Stellung mit gerader Wirbelsäule, ohne den Kopf einzuengen, einige gleichmäßige Atemzüge lang anhalten.
3. Beidseitig üben. Statische Phase allmählich verlängern.

Variante:

Aus der Endstellung langsam vorbeugen, bis die Stirn den Boden berührt.

Wirkung: Die Übung stärkt Schulter-, Arm- und Rückenmuskulatur und bessert rheumatische Schmerzen, weil der Kreislauf in den Gelenken gestärkt wird.

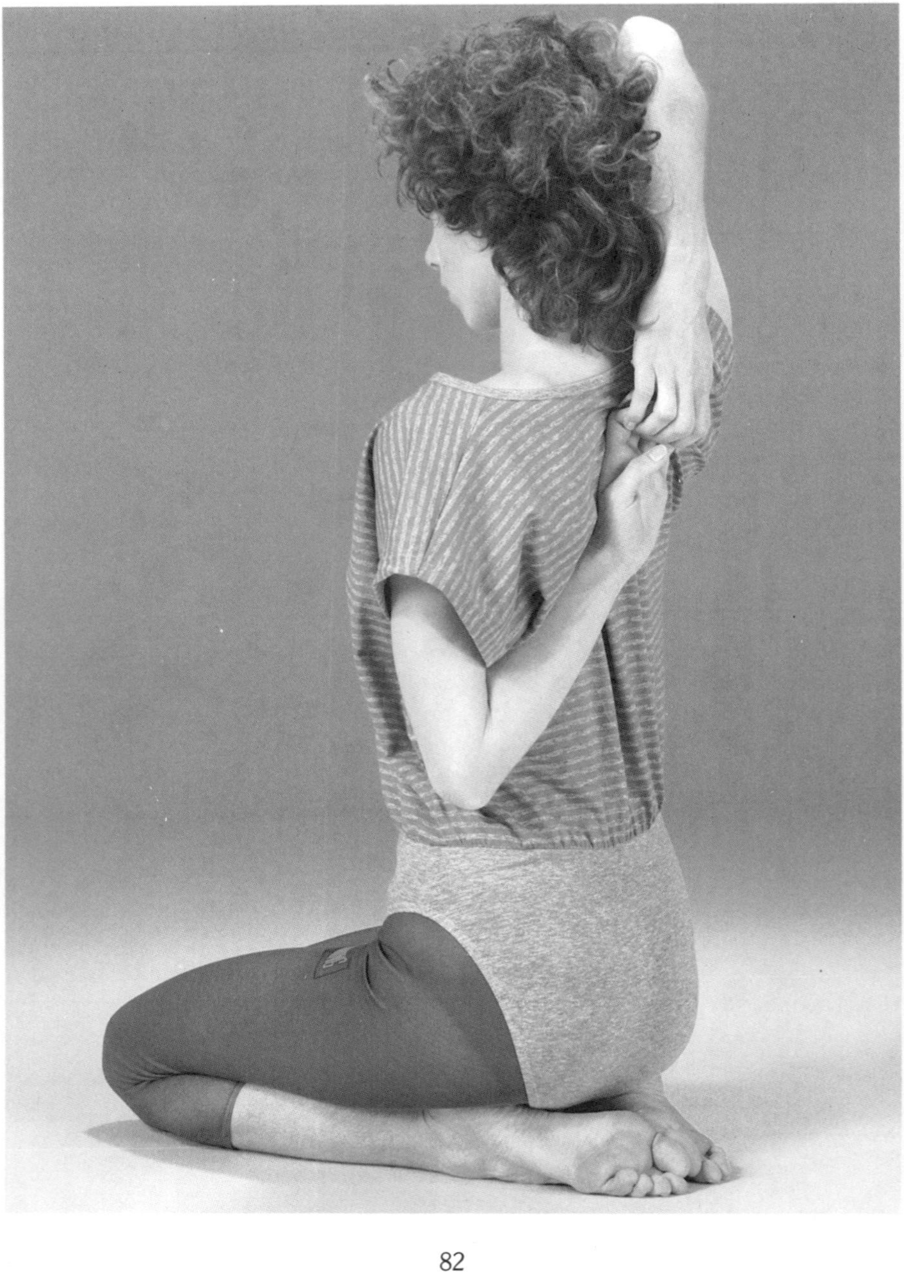

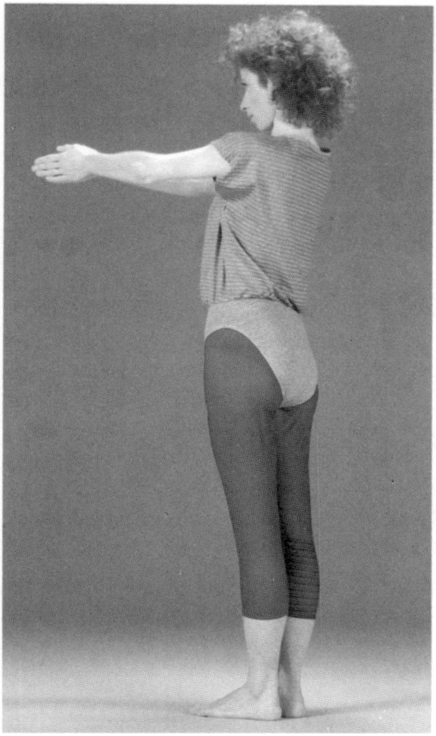

Abbildung a

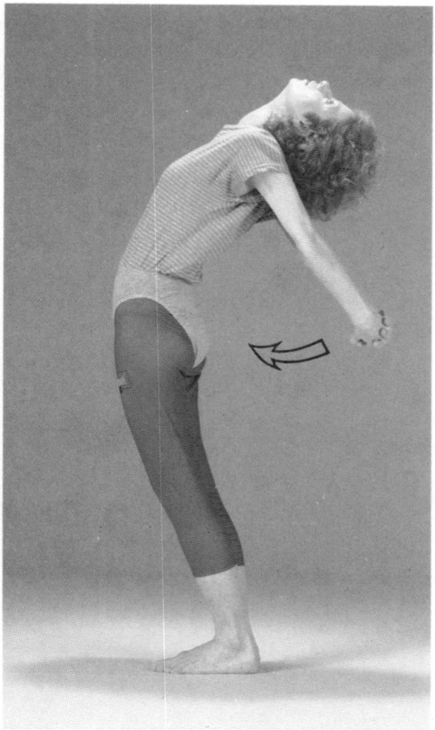

Abbildung b

Rumpfbeuge im Stehen

Ausführung:

1. Bei aufrechtem Stand Arme in Schulterhöhe nach vorn strecken und Handflächen zusammenlegen (Abbildung a).
2. Beide Arme im Halbkreis hinter den Körper führen und Hände falten; Schulterblätter nahe zusammenführen.
3. Becken nach vorn schieben, Oberkörper zurückbeugen und Kopf hängen lassen (Abbildung b).
4. Die gefalteten Hände in Richtung Kopf dehnen und einige Zeit anhalten.
5. Aus dieser Stellung langsam nach vorn beugen; Kopf, Oberkörper und Arme hängen lassen (Abbildung c, S. 84).
6. Sanft und geschmeidig Körper und Arme allmählich tiefer sinken und dabei die Schwerkraft wirken lassen.
7. In Endstellung verharren, Übung dann langsam auflösen.

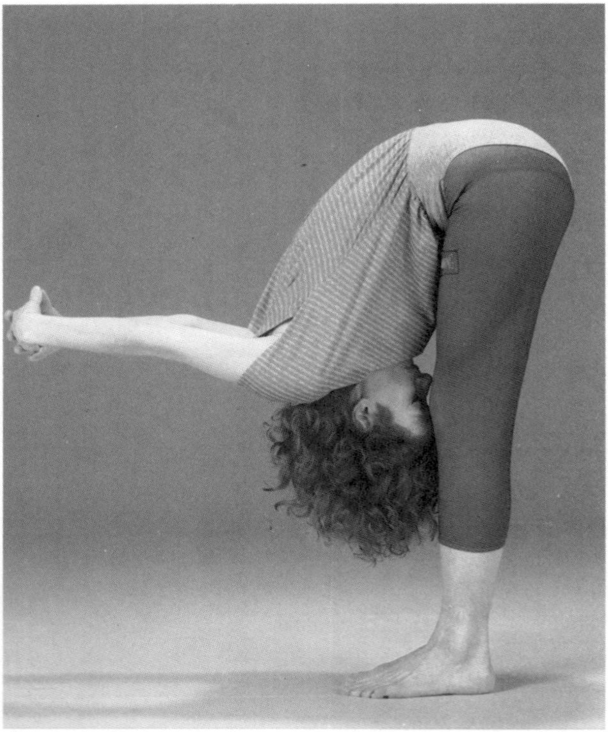

Abbildung c

Tip: Führen Sie die dehnende Bewegung der Arme in weit ausladendem großen Bogen aus; das erleichtert es den Händen, zusammenzufinden. Genießen Sie die Dehnungs- und Bewegungsfähigkeit Ihres Körpers!

Wirkung: Diese Übung entspannt und belebt den ganzen Körper und das Gemüt binnen kurzer Zeit. Sie festigt außerdem die Brust, strafft die Bauchmuskulatur und verbessert die Haltung.

Augenübung und Palmieren

Ausführung (Augenübung):
1. In aufrechter Sitzhaltung Arme seitlich in Schulterhöhe heben. Fäuste bilden, die Daumen senkrecht strecken.
2. Bei gleichmäßiger Nasenatmung den Blick langsam von einer Daumenspitze zur anderen gleiten lassen, ohne den Kopf zu bewegen (Abbildung a, S. 86).
3. Augenbewegung auch nach oben und unten in weit ausladendem Halbkreis ausführen und Zyklus 3mal wiederholen.

Ausführung (Palmieren):
1. Handflächen reiben und leicht gewölbt über die Augen legen. Die Handwurzeln berühren den Wangenansatz, die gekreuzten Finger den Haaransatz (Abbildung b, S. 86).
2. Augen locker schließen. Entspannen.

Tip: Führen Sie die Übungen behutsam aus. Die Augen sollen aus Anspannung und Erstarrung gelöst werden. Machen Sie die Übung immer dann, wenn Sie müde sind oder Ihre Augen stark beansprucht haben. Versuchen Sie, die wohltuende Wärme der Handflächen in die Augen einströmen zu lassen.

Wirkung: Nicht nur die Augen werden entspannt, gelöst und erfrischt, sondern der ganze Organismus fühlt sich in kürzester Zeit wieder wohl. Mit den Augenübungen können auch entstehende Kopfschmerzen wirksam bekämpft werden.

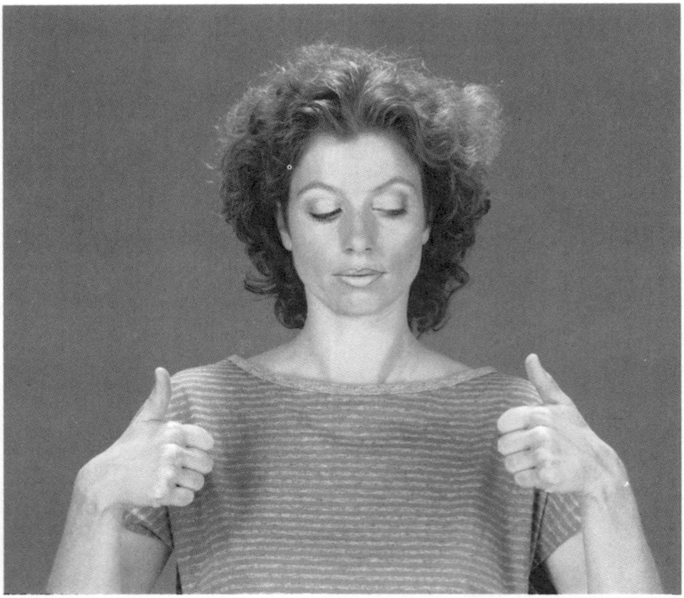

Abbildung a

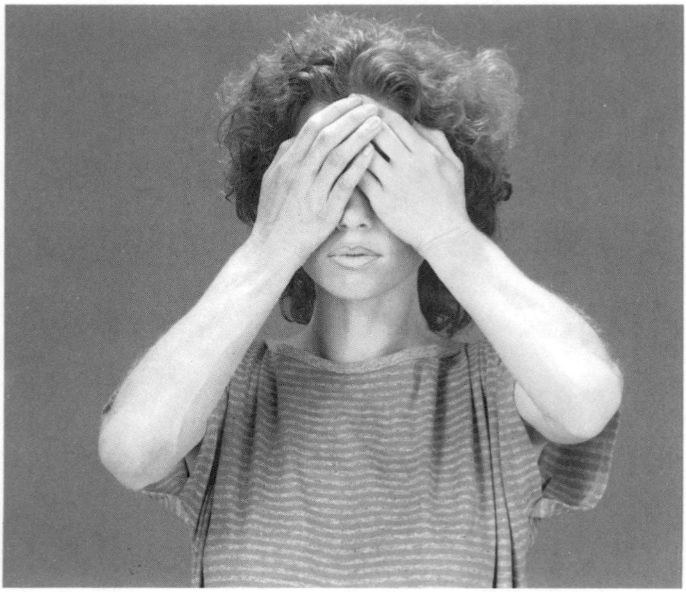

Abbildung b

Fingerübungen

Wer viel Schreibmaschine schreibt oder auf andere Weise manuell tätig ist, strapaziert nicht nur seine Hände, sondern verkrampft oft den ganzen Körper. Einige Fingerübungen dürfen deshalb in diesem Programm nicht fehlen. Im traditionellen Yoga hat der Bezug zwischen Fingern und Organen übrigens auch kosmobiologische Hintergründe.

Die Ausführung der folgenden Übungen ist auch am Arbeitsplatz unkompliziert, die Wirkung erstaunlich. Üben Sie bewußt in Ihrem eigenen Atemrhythmus. Zu Beginn jeweils beim Ausatmen die Hände sinken lassen und entspannen.

Übung I:

1. Hände ungefähr in Kinnhöhe anheben, Daumenspitzen zusammenlegen, die Handflächen zeigen nach vorn, die Fingerspitzen nach oben (Abbildung a, S. 88).
2. Daumenspitzen aneinanderdrücken und die Spannung verstärken. Die Haltung einige gleichmäßige Atemzüge lang anhalten.

Wirkung: Diese Fingerübung stärkt die allgemeine Vitalität durch den starken Druck der Daumenspitzen, denn in kosmobiologischer Sicht ist der Daumen Symbol der Vitalität.

Übung II:

1. Hände getrennt anheben und jeweils Daumen- und Zeigefingerkuppen zusammenlegen; die übrigen Finger werden ausgestreckt (Abbildung b, S. 88).
2. Nacheinander Mittel-, Ring- und kleinen Finger mit der Kuppe (besser, aber schwerer: mit dem Nagel) auf den straff ausgestreckten Daumen unter Streckung der anderen Finger drücken.

Wirkung: Diese Übung lockert die Fingergelenke, lindert dadurch rheumatische Beschwerden in den Händen und stärkt die Konzentrationsfähigkeit.

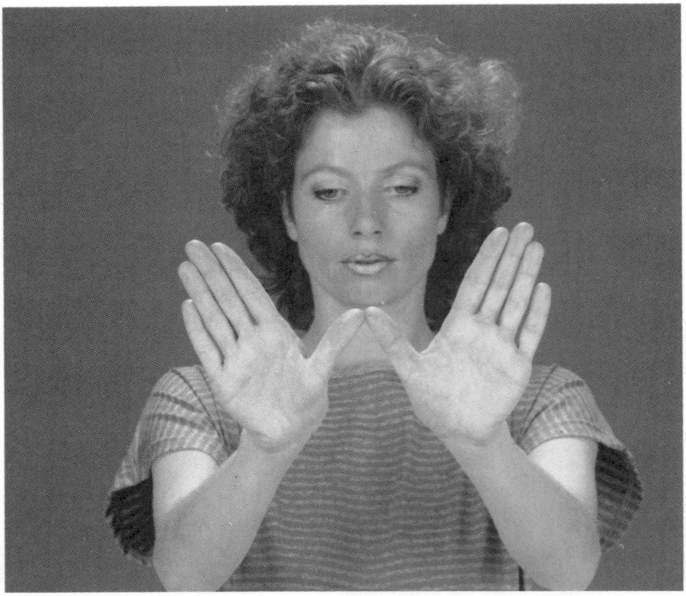

Abbildung a

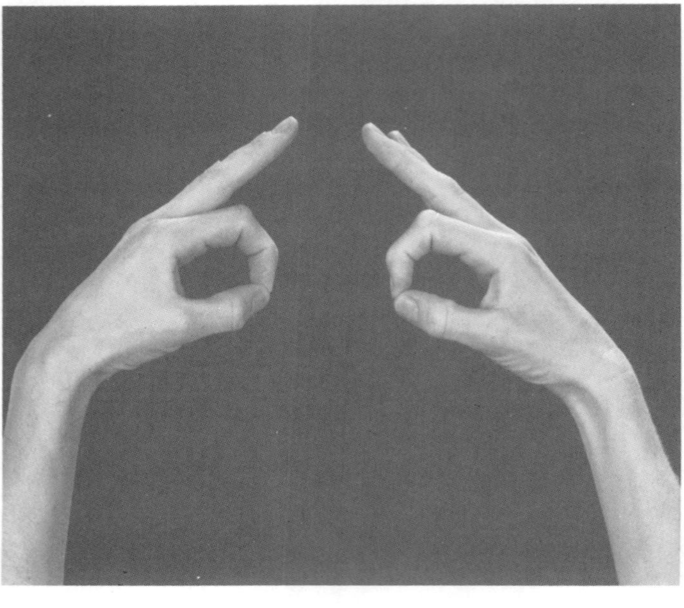

Abbildung b

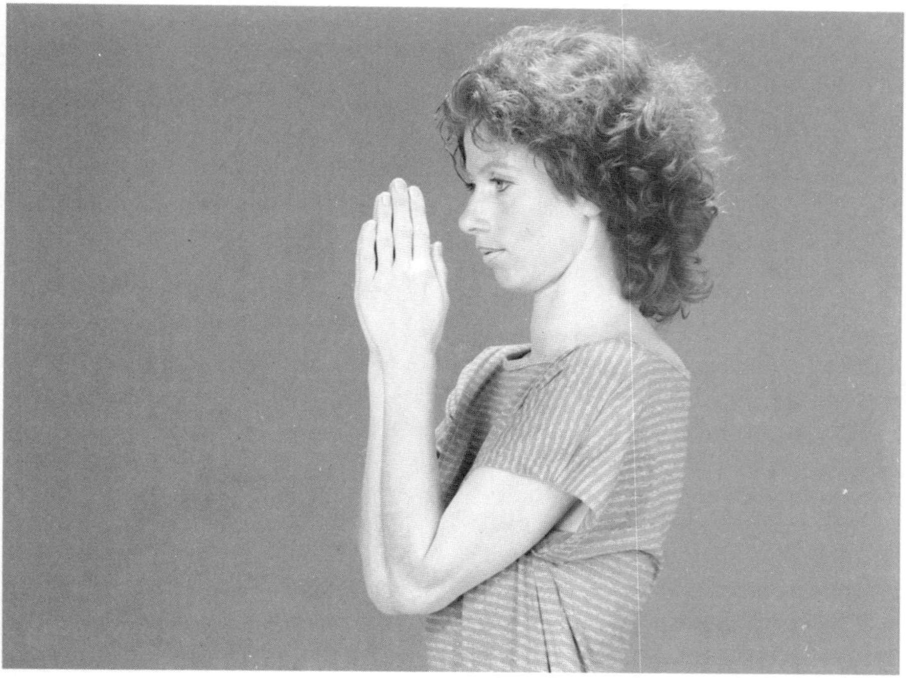

Abbildung c

Übung III:

1. In Gebetshaltung Handflächen aufeinanderlegen, Fingerspitzen zeigen nach oben. Die Unterarme behalten während der Übung Kontakt mit dem Körper (Abbildung c).
2. Beim Einatmen die aneinandergepreßten Hände nach vorn drehen. Ausatmen.
3. Beim Einatmen den Druck der Hände gegen die Brust richten. Ausatmen.
4. Hände in Gebetshaltung zurückführen, Übung auflösen und entspannen.

Wirkung: Die positiven Kräfte im Körper werden mobilisiert. Leber, Galle, Nieren und Herz werden vermehrt durchblutet und gestärkt.

Allgemeine Tips

Den Abschluß dieser Übungen sollen ein paar einfache Anregungen bilden:

- Verspannungen in Schulter und Nakken sind ein Zeichen dafür, daß Sie nicht in Ihrer eigenen Mitte ruhen. Spüren Sie sich deshalb am Arbeitsplatz zwischendurch immer wieder in Ihre Schultern ein; lassen Sie sich dort mit jeder Ausatmung los und im Beckenraum nieder. Verspannen Sie sich nicht in der Taille und in der Leistengegend. Verlagern Sie die Körperschwere ganz auf die Sitzfläche und nehmen Sie den Kontakt zum Stuhl wahr.
- Sie können Verspannungen auch lösen, indem Sie den Kontakt zwischen Fußsohlen und Boden intensivieren. Bewegen Sie zwischendurch öfter die Zehen, als wollten Sie etwas greifen. Kreisen Sie außerdem gelegentlich die Füße in den Fußgelenken.

Wenn Sie nur einige dieser Übungen täglich anwenden, werden Sie gesünder und ausgeglichener Ihre Arbeit bewältigen.

Übungen für die Körperhaltung

Ein krummer oder runder Rücken, hochgezogene oder schiefe Schultern sind nicht nur unschön, sondern geben auch leicht ein Gefühl von Unsicherheit. In den vorangegangenen Programmen finden Sie manche Übungen, die Haltungsschäden korrigieren können. Voraussetzung für alle Übungen ist eine bewußte Körperhaltung. Die Notwendigkeit der richtigen Haltung darf aber nicht nur mit dem Verstand *ge*wußt, sondern muß auch durch inneres Einspüren erfahren und *be*wußt gemacht werden.
Die aufrechte Körperhaltung ist Kennzeichen des Menschen und nur ihm eigen. Entwicklungsgeschichtlich betrachtet wurden die vorderen Extremitäten zu Händen, als sie ihren ständigen Bodenkontakt verließen; in der Evolution erwarb sich der Mensch die aufrechte Haltung. Scheint es nicht manchmal, als hätte er bis heute noch nicht gelernt, Wirbelsäule und Blutzirkulation dieser Gegebenheit anzupassen?

Die korrekte Haltung

Nach der »Alexander-Methode« von Felix Riemkasten sind für die richtige Körperhaltung 4 Punkte maßgebend:

- Rücken *lang*
- Kopf *freischwebend waagerecht geradeaus*
- Schultern *breit*
- I-Gesicht

Mit diesen 4 Anhaltspunkten kann jeder seine Haltung allmählich verbessern. Die richtige Körperhaltung wird um so vertrauter und selbstverständlicher sein, je mehr man versucht, ein Gefühl für die eigene Mitte zu entwickeln, die beim Yoga durch den Schwerpunkt im Bauch- und Beckenraum unterhalb des Nabels bestimmt ist.
Eine korrekte Körperhaltung wirkt sich nicht nur auf unseren Organismus aus, sie beeinflußt den ganzen Menschen, auch in seiner Einstellung dem Leben gegenüber.
Lassen Sie sich Zeit und spüren Sie sich zunächst in Ihre Haltung ein. Freuen Sie sich auf das Positive, das Sie mit der Bewußtwerdung einer richtigen Haltung erleben.

Anleitung zur korrekten Haltung

1. Stellen Sie sich bequem etwas breitbeinig hin. Lauschen Sie mit geschlossenen Augen Ihrer langsamen, leisen Atmung. Gelöstes Aus- und Einatmen verhilft zur Bewußtwerdung der Haltung. Die Betonung liegt auf dem Ausatmen, das beim natürlichen Atemvorgang länger als das Einatmen dauert. In seinem Rhythmus könnte dieser Atemvorgang so dargestellt werden: Aus – Aus – Pause – Ein.
2. Lockern Sie die Muskulatur von Unterkiefer und Zungenwurzel. Denken Sie den Vokal i. Versuchen Sie, die Wirkung von der entspannten Mundpartie aus über die breiten, ruhenden Schultern bis in die lokker hängenden Arme und über den schweren, gelösten Beckenraum bis zu den Füßen zu spüren, bis Sie im Ausatmen alle Luft hergegeben haben.
3. Konzentrieren Sie sich auf Ihr Kreuzbein und erspüren Sie mit dem zurückströmenden Atem, wie der Rücken lang wird und über Lenden-, Brust- und Halswirbel in den Hinterkopf hineinwächst. Verhalten Sie sich dabei passiv und lassen Sie die aufrichtende Kraft der Einatmung wirken!
4. Wiederholen Sie die Übung des gelösten Aus- und Einatmens einige Male. Nur durch geduldiges und regelmäßiges Üben können Sie die einander bedingende Beziehung von Atmung und Haltung wahrnehmen.
5. Halten Sie im Tagesablauf so oft wie möglich inne, um diesen Vorgang bewußt zu erleben. Eine alte östliche Weisheit lautet: »Jede Situation ist die beste aller Gelegenheiten!«

Die folgenden Asanas sind geeignet, Fehlhaltungen zu korrigieren.

Nacken-Schulter-Dehnung

Ausführung:
1. Im Stand Arme seitlich in Schulterhöhe heben, Handflächen weisen nach unten.
2. Indem die Konzentration auf das Gebiet zwischen den Schulterblättern gerichtet wird, beschreiben die Arme kleine Kreise: 3mal vorwärts, 3mal rückwärts.
3. Mit beiden Armen 3mal zurückwippen, so daß die Schulterblätter eng zusammengeführt werden.
4. Beim dritten Wippen mit den Armen hinten verharren: erst den rechten, dann den linken Arm dehnen, lang wachsen lassen, anhalten.
5. Abschließend beide Arme gleichzeitig dehnen, lang wachsen lassen, anhalten.
6. Stellung auflösen. Entspannen.

Tip: Konzentrieren Sie sich bewußt auf die Schulterblätter. Stellen Sie sich vor, Sie dehnten Ihre Arme bis an die Wände des Raumes und darüber hinaus.

Wirkung: Die Übung bessert Beschwerden im Halswirbelsäulenbereich, löst Verkrampfungen im Schulter-Nacken-Bereich und kräftigt dort die Nervenstränge.

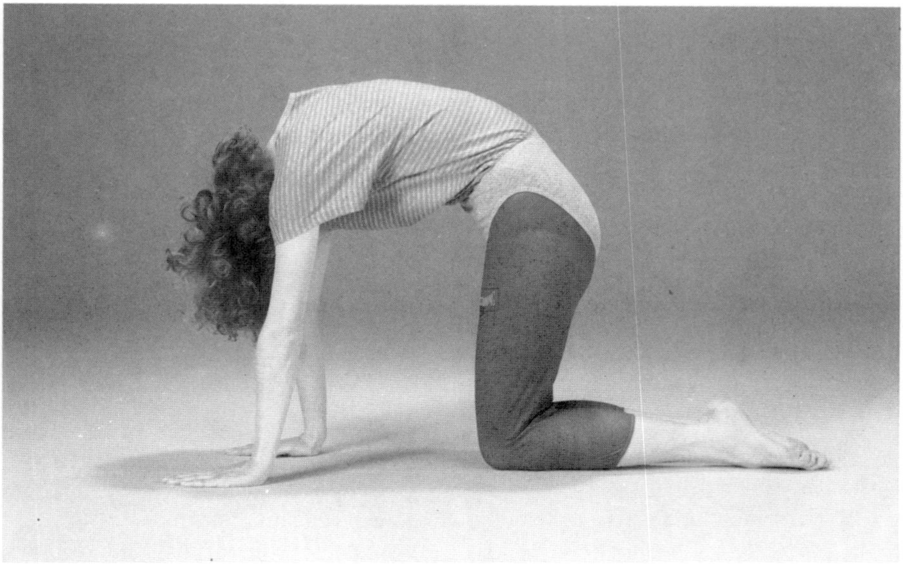

Abbildung a

Katzenstellung

Ausführung:

1. Vierfüßerstand einnehmen: Knie und Hände sind am Boden, Fingerspitzen zeigen nach vorn.
2. Beim Ausatmen Wirbelsäule nach oben zum Katzenbuckel wölben, Bauch einziehen, Kopf senken. Atem und Stellung anhalten (Abbildung a).
3. Beim Einatmen in gleitender Bewegung Kopf in den Nacken führen, Wirbelsäule tief durchhängen lassen. Atem und Stellung anhalten (Abbildung b, S. 94).
4. Übung 4- bis 5mal im Wechsel wiederholen. Entspannen.

Tip: Stellen Sie sich vor, Sie müßten einen Reiter heben und senken!

Variante:

1. In Katzenbuckelstellung das rechte Knie möglichst nahe an die Stirn führen.
2. Rechtes Bein ausgestreckt nach hinten hochführen, Kopf in den Nacken heben.
3. Übung 3mal hintereinander ausführen, entspannen und mit dem anderen Bein wiederholen.
4. Entspannung im Diamantsitz, Kopf auf den übereinandergelegten Fäusten ruhen lassen.

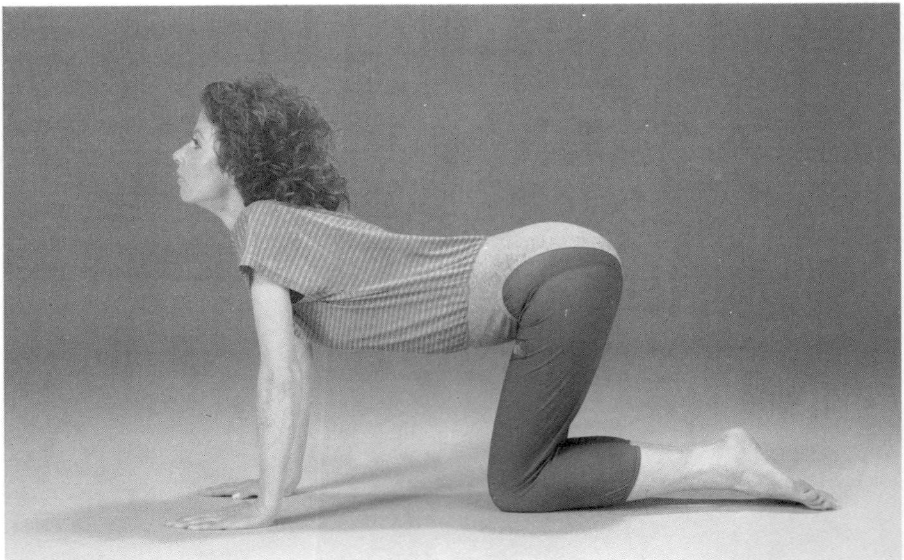

Abbildung b

Wirkung: Die Übung kräftigt die Wirbelsäule, stärkt den Rücken, die Bauchmuskulatur und die Arme, sie strafft die Hals- und Kinngegend. Die Katzenstellung entspannt nicht nur, sie hilft auch bei Schmerzen im Bauch- oder Rückenbereich und wird Frauen in der Zeit nach einer Entbindung besonders empfohlen.

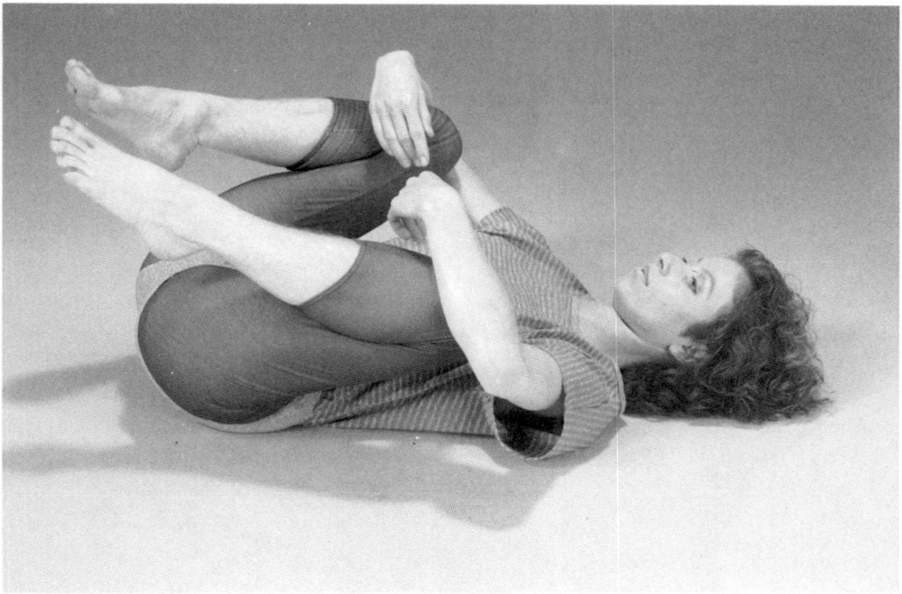

Käferlage

Ausführung:
1. In Rückenlage die Knie mit den Händen an die Schultern ziehen.
2. Wenn möglich, die Ellbogen um die Knie hängen und Unterarme mit den Händen zwischen den Beinen baumeln lassen.
3. Mit ruhiger und gleichmäßiger Nasenatmung die Beckenbodenmuskulatur entspannen und weiche Schaukelbewegungen zu den Seiten ausführen.

Tip: Genießen Sie die lockere Schaukelbewegung. Lenken Sie Ihr Bewußtsein ganz auf die Massage der Wirbelsäule.

Wirkung: Die Übung entspannt den ganzen Körper, erhöht die Elastizität der Wirbelsäule, besonders im Lendenbereich, und flacht das Gebiet des Hohlkreuzes ab.

Übung beim Hohlkreuz

Ausführung:
1. In Rückenlage beide Knie fest an den Körper ziehen und umarmen.
2. Statische Phase 20 Minuten anhalten. Gleichmäßige Atmung.

Tip: Legen Sie sich eventuell ein hartes, flaches Kissen unter den Kopf und lesen Sie. Spüren Sie bewußt den guten Kontakt der Lendenwirbelsäule zum Boden.

Wirkung: Bei regelmäßiger Ausführung wird das Hohlkreuz sichtbar korrigiert.

Rolle mit Summton

Ausführung:
1. Im Sitz die Knie leicht gespreizt anwinkeln und dann locker mit den Händen umfassen.
2. Mit Ausatmung und einem gleichmäßigen Summton langsam in die Rückenlage gleiten, dabei vorsichtig Wirbel für Wirbel wie Perlen einer Kette einzeln auf den Boden legen.
3. Im Liegen wieder einatmen.
4. Mit Ausatmung und Summton langsam wieder aufrichten und Wirbel für Wirbel in die Ausgangsstellung hochziehen.
5. Im Sitz entspannen.
6. Übung mehrmals wiederholen.

Tip: Spüren Sie sich mit geschlossenen Augen in die Kreuzbeingegend ein. Lassen Sie Kreuzbein und Lendenwirbel nach hinten durchsinken, bis der untere Rücken rund ist. Führen Sie eine winzige Schaukelbewegung aus, bevor Sie die eigentliche Rolle üben. Genießen Sie die Massage der einzelnen Wirbel.
Erst wenn Ihr Summen gleichmäßig und ohne Unterbrechung ertönt, ist die Übung richtig ausgeführt.

Wirkung: Die Übung verbessert insgesamt die Körperhaltung, regt die Durchblutung der Wirbelsäule an und hält sie elastisch. Allmählich werden Rückenbeschwerden gemildert.

Meditation

Ein Yogabuch ist unvollständig, wenn das Thema Meditation fehlt. Wir können es hier nur kurz behandeln.

Yoga ist immer ein individueller Weg. Der Lehrende kann nur das weitergeben, was ihn selbst erfüllt, und der Lernende kann nur das aufnehmen, was seinen persönlichen Fähigkeiten entspricht. So sehr Yoga sich bei uns von seiner ursprünglichen östlichen Form unterscheidet: früher oder später wird jeder, der mit Geduld und Ausdauer übt, erfahren, daß Yoga ein innerer (geistiger) Weg ist. Darunter verstehen wir nicht etwa einen der Welt abgewandten oder gar weltfeindlichen Weg, im Gegenteil! Wir finden eine bessere Beziehung zu uns selbst als Voraussetzung für ein gutes, harmonisches Verhältnis zur Umwelt. Wesentlich ist, daß Yoga uns die Freiheit läßt, einen solchen ganz persönlichen Weg zu finden und zu gehen.

Unsere heutigen Lebensbedingungen erschweren es dem einzelnen, seinen eigenen Rhythmus zu finden, sein inneres Gleichgewicht nicht nur zu entwickeln, sondern auch zu bewahren, sich nicht immer wieder herausreißen zu lassen durch störende Umwelteinflüsse oder auch durch die eigene innere Unruhe und Unausgeglichenheit.

Der Mensch ist zwischen zwei Pole gespannt: den äußeren der Welt und den inneren der Seele. Nur im Bewußtsein dieser Polarität lebt er in seiner ursprünglichen natürlichen Ordnung, kann er die positiven und die negativen Kräfte ausgleichen, unterscheiden lernen, was sinnvoll oder was sinnlos ist, und von daher die eigenen Probleme richtig einordnen, das heißt, sie weder über- noch unterzubewerten.

Jeder ist bedroht, ein Gehetzter zu werden. Aus dieser Situation erwächst ein Unbehagen, das – bewußt oder unbewußt – die Sehnsucht nach Stille und Harmonie weckt. So wird verständlich, daß die innere Bereitschaft für die Meditation zunimmt.

Wer sich intensiver damit beschäftigen möchte, wird eine Fülle entsprechender Literatur finden. Es würde den Rahmen dieses Buches sprengen, ausführlicher darauf einzugehen. Mit Hilfe der folgenden Anleitung wird es Ihnen aber möglich sein, allmählich in die Praxis der Meditation hineinzufinden.

Geübt wird im Sitzen. Jeder wählt die ihm angenehmste Sitzform: auf einem Stuhl (mit bewußtem Kontakt zwischen Fußsohlen und Boden), auf den Fersen oder im Lotossitz. Voraussetzung ist, daß die Knie tiefer liegen als die Beckenknochen (am besten legt man ein hartes, flaches Kissen unter das Gesäß).

1. Bewußt aufrechte Sitzhaltung einnehmen: Ohren, Schultern und Hüften bilden eine Senkrechte, das Kinn ist leicht angezogen. Im Becken-Bauch-Raum als tragfähiger Fläche wird die Kraft zum Sitzen gefühlt und gesammelt.

2. Hände geöffnet ineinanderlegen, die linke so weit in die rechte, daß die Daumenspitzen sich knapp berühren und ein O bilden; die kleinen Finger drücken etwa 3 cm unter dem Nabel leicht an die Bauchdecke.

3. Die Augen nur wenig öffnen, so daß der Blick etwa einen Meter vor dem Körper auf den Boden fällt (am Anfang können Sie sie auch schließen).

4. Bevor Sie die eigentliche Übung, die Sie auf den Weg nach innen führt, beginnen, verneigen Sie sich. Anschließend ist absolute Unbeweglichkeit Voraussetzung.

5. Konzentrieren Sie sich auf Ihren Atem. Er ist das Bindeglied zwischen der äußeren und der meditativen Welt. Lassen Sie sich ganz in die im natürlichen Verlauf längere Ausatmung hinein; auf diese Weise finden Sie schnell den gleichmäßigen Rhythmus: Aus – Aus – Pause – Ein.

6. Am Anfang der Ausatmung lassen Sie sich in den Schultern los und am Ende im Beckenraum nieder; in der kleinen Pause versuchen Sie, mit dem Boden eins zu werden. Das Einatmen trägt Sie von selbst zurück.

7. Üben Sie als Anfänger zunächst nur etwa 10 Minuten und dehnen Sie die Übung allmählich auf 30 Minuten aus. Herausgehen und Hineingehen sind in der Meditation gleich wichtig.

8. Öffnen Sie langsam die Augen und bewegen Sie die Zehen etwas. Beim Ausatmen drehen Sie den Kopf zunächst soweit wie möglich über die Schulter nach rechts und dann nach links. Recken Sie die Schultern, ohne die Mitte zu bewegen. Erst danach lösen Sie die Hände langsam in der Bewegung des Händewaschens und legen sie dann auf die Knie. Den Abschluß bildet wiederum eine Verbeugung.

Allgemeine Gesunderhaltung

Krankheit hat ihren Ursprung oft in Unkenntnis oder Mißachtung natürlicher Gesetze, aber auch in Nachlässigkeit oder Gleichgültigkeit dem eigenen Körper gegenüber. Yoga lehrt, daß der Mensch im psychischen wie im körperlichen Bereich für sich selbst verantwortlich ist. Unterschiedliche Lebens- und Arbeitsgewohnheiten in Ost und West bringen es mit sich, daß viele traditionelle Yogaregeln bei uns nur in abgewandelter Form praktiziert werden können. Etwas Grundsätzliches gilt aber hier wie dort: Jeder Mensch kann versuchen, die Lebensfunktionen mit sich und der Welt in Einklang zu bringen, also möglichst den Naturgesetzen entsprechend zu leben. Viele Bücher widmen diesem Thema einen großen Raum; wir möchten uns hier auf wenige Anregungen beschränken.

Wie wichtig Atmung und Entspannung sind, wurde bereits ausführlich dargestellt, so daß wir abschließend noch kurz auf folgende Themen eingehen wollen: Schlaf, Ernährung, Fasten, Ausscheidung und allgemeine Hygiene:

Der Schlaf ist jener Zustand, in dem sich körperliche Entwicklungen am besten vollziehen können. So heilen Wunden nachts rascher, Kranke genesen durch guten Schlaf schneller; vor allem aber fördert und schützt er das seelische Wachstum des Menschen.

Mehr als ein Drittel seines Lebens schläft der Mensch, wobei das Schlafbedürfnis individuell verschieden ist. Während der Säugling noch etwa 20 Stunden täglich verschläft, gibt es Erwachsene, denen 4 bis 6 Stunden Schlaf genügen. Wenn aber die erforderliche Schlafzeit gekürzt wird, unterschreitet man bald eine Grenze, die früher oder später schwere psychosomatische Störungen nach sich ziehen kann.

Die Wissenschaft hat erst vor wenigen Jahrzehnten erkannt, welche überragende Bedeutung dem Schlaf für Gesundheit und Arbeitskraft zukommt. Vorher war in Standardwerken der Medizin kaum etwas über den Schlaf nachzulesen. Seither wurden viele Zusammenhänge erforscht. Man hat gelernt zu unterscheiden, daß es mehrere Formen von gesundem und richtigem Schlaf geben kann, weil die Menschen verschiedenen Schlaftypen angehören. Jeder sollte versuchen herauszufinden, zu welchem Schlaftyp er gehört, um sich dann dem Rhythmus seiner Natur ganz anpassen zu können.

Yoga hat seine eigene traditionelle Ansicht über den Schlaf. Dazu gehört auch die Lehre, daß durch Verbesserung der Schlafqualität in kürzerer Schlafzeit eine größere Erholung möglich ist.

Während des Schlafs schlägt das Herz langsamer, der Atemrhythmus verlangsamt sich, die Muskeln erschlaffen, die Nerven beruhigen sich, die Sinnesorgane

sind weniger empfindlich: der ganze Organismus entspannt sich. Das Bewußtsein ist ausgeschaltet.
Fast all diese Erscheinungen treten auch in den Yogaentspannungslagen auf, wobei allerdings in der Tiefentspannung das Wahrnehmungsvermögen auf das höchste gesteigert wird – nur das Körperliche schläft. Aber man kümmert sich nicht um das Wahrgenommene, ist gelassen. So kann Yoga mit Selbstbeeinflussung, Atmung, Konzentration und Entspannung helfen, Schlafstörungen zu überwinden.

Die Ernährung spielt auch eine wichtige Rolle. Schon im alten Indien wurden genaue Regeln aufgestellt, welche Ernährung das körperliche und geistige Gesundbleiben fördert. Und Mitte des 19. Jahrhunderts erklärte der Philosoph Ludwig Feuerbach den Deutschen: »Der Mensch ist das, was er ißt!« Der Zusammenhang zwischen geordneter Ernährung und körperlich-seelischem Gleichgewicht ist auch in unserer Zeit mehr und mehr erkannt worden. Von Ernährungsspezialisten wurden viele Vorschläge für eine vollwertige, naturbelassene Ernährung veröffentlicht. Gesunde Ernährung hat das Ziel, Giftstoffe zu beseitigen, die Vitalität zu erhalten und zu erhöhen, die körperliche Widerstandskraft und geistige Schwungkraft zu stärken.
Klimaunterschiede sowie andere Lebensgewohnheiten und Nahrungsmittel machen es im Westen unmöglich, eine Yogadiätetik konsequent zu übernehmen. Dennoch läßt sich manches von den Yogis lernen. Etliches davon ist in die verschiedenen Ernährungssysteme bei uns eingeflossen.
Drei Forderungen sind unaufgebbar:

- Die Nahrung muß richtig zusammengestellt werden.
- Man soll sie nicht zu heiß und vor allem langsam essen, dabei gut kauen.
- Mäßigkeit im Essen ist notwendig.

Wenn Sie regelmäßig Yoga üben, wird sich Ihr Sinn auch hinsichtlich Ihrer Eßgewohnheiten sensibilisieren. Sie werden Ihren individuellen Bedürfnissen gemäß die Nahrungsmittel in möglichst natürlichem Zustand auswählen.
In unserer analytisch ausgerichteten Zeit ist der Sinn für die große Ordnung, die hinter allen äußeren Erscheinungen steht, weitgehend verlorengegangen. Yoga aber schärft den Sinn dafür, was wir brauchen, um gesund (heil) zu sein. Das schließt den Sinn für natürliche Ernährung ein. Im allgemeinen essen wir zu unbewußt: Wer bedenkt zum Beispiel, daß bei Brot aus Mehl ohne Randschichten und Keime des Getreides die Ordnung der Natur bereits aufgehoben ist?

Das Fasten ist ein wichtiges Hilfsmittel zur körperlichen und geistigen Reinigung. Es ist nicht gleichzusetzen mit Hungern. Fasten ist etwas Natürliches und bewußt Gesteuertes, um Gift- und Krankheitsstoffe aus dem Körper auszuscheiden, während Hungern der Ausdruck eines unnatürlichen Mangels ist.

Die Reinigung des Körpers kann also außer durch Asanas und naturbelassene Nahrung auch durch Fasten unterstützt werden.
Fasten reinigt das Blut und die Zellen. Die Unterbrechung in der Nahrungszufuhr vermindert den Verdauungsprozeß, so daß der Körper alle Kräfte darauf richten kann, seine natürlichen Widerstands- und Heilkräfte freizusetzen.
Wer infolge von Überernährung eine geordnete Ausscheidung besonders beachten muß, sollte auf Fastentage nicht verzichten. Wir empfehlen jedem, ein individuell abgestimmtes Fasten oder Halbfasten in den Yogaübungsplan aufzunehmen. Langes Fasten ist für uns angesichts der modernen Lebensweise ohne ärztliche Beratung nicht durchführbar; Kurz- oder Teilfasten kann dagegen vom Gesunden ohne Risiko praktiziert werden. Hierbei richtet man sich am besten nach den Vorschlägen des Arztes. Auf jeden Fall ist reichliche Flüssigkeitszufuhr erforderlich. An Fastentagen sollte man früh schlafen gehen und sich keinen großen Anstrengungen aussetzen.

Die Ausscheidung dient dazu, Stoffwechselendprodukte aus unserem Körper zu beseitigen.
Den Yogis waren – lange bevor die Wissenschaft darüber Abhandlungen schrieb – die 4 Ausscheidungswege bekannt:

- Ausscheidung über die Haut (Schweiß);
- Ausscheidung mittels der Nieren (Harn);
- Ausscheidung durch den Darm (Kot);
- Ausscheidung über Lungen und Nase (Kohlendioxyd).

Außer den Asanas bietet Yoga noch andere Möglichkeiten, um diese Funktionen anzuregen. Die Yogis waren immer bemüht, die Ausscheidungswege besonders zu stimulieren.
Die Schweißentwicklung und -absonderung läßt sich mit Dampf- und Saunabädern, durch Trockenbürsten am Morgen, durch leichte Bekleidung und durch Luft- bzw. Sonnenbäder unterstützen. Wo immer das möglich ist, sollte man außerdem mit bloßen Füßen umherlaufen: im Garten, natürlich am Strand, möglichst oft aber in der Wohnung; das ist auch wichtig, um den Sinn für den Bodenkontakt zu fördern.
Die Harnausscheidung soll die Giftstoffe aus den Geweben in flüssiger Form ausschwemmen; sie kann durch reichliches Trinken von frischem Wasser oder Aufnahme harntreibender Nahrungsmittel optimal gesteigert werden.
Die Verdauungsorgane Magen, Dünn- und Dickdarm sind in ihrer Funktion oft gestört. Wir zählen diese Erscheinung zu den sogenannten Zivilisationskrankheiten. Durch entsprechende Ernährung und das Üben bestimmter Asanas kann sie weitgehend reguliert werden.
Über die Ausscheidung von Kohlendioxyd durch die Atmung haben wir im Kapitel

»Atem ist Leben« (s. Seite 11) ausführlich gesprochen.

Die allgemeine Hygiene des Körpers ist in unserer Zeit selbstverständlich und bedarf kaum einer Erwähnung. Yoga lehrt nicht nur die äußere, sondern auch die innere Körperreinigung. Dem Yogi sind entsprechend dem Reinheitsideal der Hindus rituelle Maßnahmen vorgeschrieben. Dabei werden die Ausscheidungsorgane in ihrer Arbeit durch verschiedene Reinigungsverfahren unterstützt, die sich auf die Gesundheit von Körper und Seele auswirken.
Unsere Körperhygiene will im wesentlichen das gleiche, obwohl sie bestimmte Praktiken, die für den Yogi selbstverständlich sind, nicht übernommen hat. Dazu gehören beispielsweise Magenwaschung, Dickdarmspülung und Reinigung von Mund und Nase.

Yoga für Ihre Gesundheit! – Es wurde versucht, einen Weg aufzuzeigen, der in der Unruhe unserer Zeit praktizierbar ist. Wichtig war dabei der Gedanke, daß Gesundheit mehr ist als nur das Freisein von Krankheit, daß sie sich nicht nur auf den Körper, sondern im Sinne von Heilsein auf den ganzen Menschen beziehen muß.
Wenn es dem Leser mit Hilfe dieses Buches gelingt, seine Atmung zu korrigieren und die richtige Atemtechnik zu erlernen, vielleicht auch durch bestimmte individuell ausgewählte Übungen seine Gesundheit zu stabilisieren und sich weiterführend mit Yoga zu beschäftigen, dann hat sich sein Sinn und Zweck erfüllt: als Lebenshilfe zu dienen.

Register

Halbfette Seitenzahlen verweisen auf eine ausführliche Erläuterung des Begriffs.

NÜTZLICHE RATGEBER

EINE AUSWAHL

Stand: Frühjahr 1991

Essen und Trinken

Meine feine Bürgerliche Küche
(**4411**-9) Von E. Falout, 160 S., 119 Farbfotos, Pappband. ●●●

Kochen für 1 Person
Rationell wirtschaften, abwechslungsreich und schmackhaft zubereiten. (**0586**-5) Von M. Nicolin, 104 S., 8 Farbtafeln, 23 Zeichnungen, kart. ●

Schnell und individuell
Die raffinierte Single-Küche
(**4266**-3) Von F. Faist, 160 S., 151 Farbfotos, Pappband. ●●●

Für Kenner und Genießer **Lamm**
(**1090**-7) Von H. Imhof, 64 S., 50 Farbfotos, Pappband. ●

Frischer Fang aus Fluß und Meer **Fisch**
(**0964**-X) Von L. Grieser, 64 S., 69 Farbfotos, Pappband. ●

Edler Kern in harter Schale **Meeresfrüchte**
(**0886**-4) Von L. Grieser, 48 S., 52 Farbfotos, Pappband. ●

Gaumenfreuden Tag für Tag
Pfannengerichte
(**1007**-9) Von S. Fabke, 64 S., 54 Farbfotos, Pappband. ●

Von Tatar und falschen Hasen **Hackfleisch**
(**0866**-X) Von A. und G. Eckert, 64 S., 42 Farbfotos, Pappband. ●

Aus eigener Küche **Gute Wurst**
(**0948**-8) Von J. Bessel, G. Quaas, 80 S., 8 Farbtafeln, kart. ●

Aus lauter Lust und Liebe **Knoblauch**
(**0867**-8) Von L. Reinirkens, 64 S., 45 Farbfotos, Pappband. ●

Kochen und würzen mit **Paprika**
(**0792**-2) Von A. und G. Eckert, 88 S., 8 Farbtafeln, kart. ●

Bintje, Irmgard und Sieglinde
Kartoffeln
(**1032**-X) Von S. Fabke, 64 S., 43 Farb- und 1 s/w-Foto, Pappband. ●

Leicht und lecker
Nudelgerichte
Die besten Rezepte aus der 3 GLOCKEN-Feinschmecker-Küche.
(**0466**-4) Von Chr. Stephan, 80 S., 8 Farbtafeln, kartoniert. ●

Pasta in Höchstform **Nudeln**
(**0884**-8) Von M. Kirsch, 64 S., 62 Farbfotos, Pappband. ●

Kräftig klar und cremig zart **Feine Suppen**
(**1031**-1) Von H. Imhof, 64 S., 48 Farbfotos, Pappband. ●

Herzhaftes für Leib und Seele **Eintöpfe**
(**0820**-1) Von P. Klein, 48 S., 30 Farbfotos, Pappband. ●

Spezialitäten unter knuspriger Decke
Aufläufe
(**0882**-1) Von C. Adam, 48 S., 33 Farbfotos, Pappband. ●

In Hülle und Fülle **Pasteten und Terrinen**
(**0883**-X) Von M. Kirsch, 48 S., 62 Farbfotos, Pappband. ●

Die Krönung der feinen Küche **Saucen**
(**0817**-1) Von G. Cavestri, 48 S., 40 Farbfotos, Pappband. ●

Schlank und köstlich **Spargel**
(**1005**-2) Von M. Kirsch, 64 S., 44 Farbfotos, Pappband. ●

Von Aubergine bis Zucchini **Gemüse**
(**1061**-3) Von H. Cohrs, 64 S., 39 Farbfotos, Pappband. ●

Statt Breakfast und Lunch **Brunch**
(**1033**-8) Von C. Adam, 64 S., 49 Farbfotos, Pappband. ●

Die schönsten Rezepte für
Frühstück und Brunch
(**1063**-X) Von K. Kruse-Schorling, 80 S., 8 Farbtafeln, kart. ●

Mit Lust und Liebe
Kochen mit den Meistern
(**4445**-3) 176 S., 132 Farbfotos, 50 Graffiti, Pappband. ●●●●

Zaubern mit der schnellen Welle
Die neue Mikrowellenküche
(**4289**-2) Von F. Faist, 208 S., 188 Farbfotos, Pappband. ●●●

Schnell auf den Tisch gezaubert
Kochen mit Mikrowellen
(**0818**-X) Von A. Danner, 64 S., 52 Farbfotos, Pappband. ●

Knusprig braten und backen im
Mikrowellen-Kombigerät
(**0996**-X) Von T. Peters, 128 S., 108 Farbfotos, kartoniert. ●●

Leicht und vitaminreich
Vegetarische Mikrowellenküche
(**0995**-X) Von F. Faist, 118 S., 103 Farbfotos, kartoniert. ●●

Schnell und individuell
Mikrowellenküche für Singles
(**0997**-6) Von A. Görgens, 118 S., 103 Farbfotos, kartoniert. ●●

Vom ersten Versuch zum Menü
Mikrowellenküche leicht gemacht
(**0994**-1) Von T. Peters, 112 S., 96 Farbfotos, kartoniert. ●●

Zart gedünstet, schonend gegart
Fischgerichte aus der Mikrowellenküche
(**1092**-3) Von A. Ilies, 96 S., 106 Farbfotos, kartoniert. ●●

Köstliches ganz schnell gezaubert
Aufläufe aus der Mikrowellenküche
(**1093**-1) Von K. Kruse-Schorling, 96 S., 89 Farbfotos, kartoniert. ●●

Natürlich Kochen im
Mikrowellen-Römertopf
(**0947**-X) Von F. Faist, 96 S., 8 Farbtafeln, kartoniert. ●

Das neue Fritieren
geruchlos, schmackhaft und gesund.
(**0365**-X) Von P. Kühne, 88 S., 8 Farbtafeln, kart. ●

Goldbraun und knusprig
Fritierte Leckerbissen
(**0868**-6) Von F. Faist, 64 S., 47 Farbfotos, Pappband. ●

Schnell und gut gekocht
Die tollsten Rezepte für den Schnellkochtopf
(**0265**-3) Von J. Ley, 96 S., 8 Farbtafeln, kart. ●

Italienische Vorspeisen **Antipasti**
(**1006**-0) Von S. Reiter-Westphal, 64 S., 47 Farbfotos, Pappband. ●

Schlemmerreise durch die
Italienische Küche
(**4172**-1) Von V. Pifferi, 160 S., 109 Farbfotos, Pappband. ●●●

Schlemmen wie bei Mamma Maria
Pizzas
(**0815**-5) Von F. Faist, 64 S., 62 Farbfotos, Pappband. ●

Spaghetti, Tagliatelle + Co.
Pasta all'Italiana
(**1004**-4) Von I. Seyric, 64 S., 57 Farbfotos, Pappband. ●

Pikantes und Süßes mit französischem Charme **Bistro-Küche**
(**4428**-3) Von V. Müller, 160 S., 130 Farbfotos, Pappband. ●●●

Schlemmerreise durch die
Französische Küche
(**4296**-5) Von H. Imhof, 160 S., 147 Farbfotos, 3 s/w-Fotos, Pappband. ●●●

Schlemmerreise durch die
Chinesische Küche
(**4184**-5) Von K. H. Jen, 160 S., 117 Farbfotos, Pappband. ●●●

Verheißungsvoll fernöstlich
Spezialitäten aus dem Wok
(**0933**-X) Von K. H. Jen, 64 S., 56 Farbfotos, Pappband. ●

Mit Lust und Liebe **Chinesisch Kochen**
(**4441**-0) Von Ho Fu-Lung, Uli Franz, 176 S., 189 Farbfotos, 29 Zeichnungen, Pappband. ●●●●

Mehr Freude und Erfolg beim **Grillen**
(**4141**-1) Von A. Berliner, 160 S., 147 Farbfotos, 10 farbige Zeichnungen, Pappband. ●●●

Köstliches von Rost und Spieß **Grillen**
(**0931**-3) Von A. Kalcher-Dähn, H. K. Kalcher, 64 S., 43 Farbfotos, Pappband. ●

Rezepte rund um Raclette und Doppeldecker
(**0420**-6) Von J. W. Hochscheid, 72 S., 8 Farbtafeln, kart. ●

Schlemmen in geselliger Runde
Fleischfondues
(**0966**-6) Von M. Spötter, 64 S., 62 Farbfotos, Pappband. ●

Fondues und Raclettes
(**4253**-1) Von F. Faist, 160 S., 125 Farbfotos, Pappband. ●●●

Die hier vorgestellten Bücher, Videokassetten und Software sind in folgende Preisgruppen unterteilt:

● Preisgruppe bis DM 10,–/S 79,–/SFr 10,–
●● Preisgruppe über DM 10,– bis DM 20,– S 80,– bis S 160,– SFr 10,– bis SFr 20,–
●●● Preisgruppe über DM 20,– bis DM 30,– S 161,– bis S 240,– SFr 20,– bis SFr 29,–
●●●● Preisgruppe über DM 30,– bis DM 50,– S 241,– bis S 400,– SFr 29,– bis SFr 48,–
●●●●● Preisgruppe über DM 50,–/S 401,–/SFr 48,–
*(unverbindliche Preisempfehlung)

Die Preise entsprechen dem Status beim Druck dieses Verzeichnisses (s. Seite 1) – Änderungen, im besonderen der Preise, vorbehalten –

Falken-Verlag GmbH · Postfach 1120 FALKEN D-6272 Niedernhausen/Ts. · Tel.: 0 61 27/70 20

Schmelzendes Käsevergnügen **Raclette**
(**0881**-3) Von F. Faist, 48 S., 33 Farbfotos, Pappband. ●

Kulinarischer Feuerzauber **Flambieren**
(**4294**-9) Von R. Wesseler, 120 S., 100 Farbfotos, Pappband. ●●●

Das köstliche knackige Schlemmervergnügen **Salate**
(**4165**-9) Von V. Müller, 160 S., 80 Farbfotos, Pappband. ●●●

Gartenfrisch genießen
Feine Salate
(**4450**-X) Von P. Nikolay, 160 S., 122 Farbfotos, Pappband. ●●●

Köstliche Salate
zum Verwöhnen
(**0222**-X) Von Chr. Schönherr, 96 S., 8 Farbtafeln, 30 Zeichnungen, kartoniert. ●

Frisch und leicht als Hauptgericht
Schlemmersalate
(**0934**-8) Von C. Adam, 64 S., 49 Farbfotos, Pappband. ●

Köstlich frisch auf den Tisch
Rohkostsalate
(**0865**-1) Von C. Adam, 48 S., 26 Farbfotos, Pappband. ●

Raffiniert und gesund würzen
Kräuterküche
(**0869**-4) Von A. Görgens, 48 S., 43 Farbfotos, Pappband. ●

Miekes Kräuter- und Gewürzkochbuch
(**0323**-4) Von I. Persy, K. Mieke, 88 S., 4 Farbtafeln, kartoniert. ●

Joghurt, Quark, Käse und Butter
Schmackhaftes aus Milch hausgemacht.
(**0739**-6) Von M. Bustorf-Hirsch, 32 S., 59 Farbabb., Pappband. ●

Gesund und vielseitig **Alles mit Joghurt**
täglich selbstgemacht, mit vielen Rezepten.
(**0382**-6) Von G. Volz, 64 S., 8 Farbtafeln, kartoniert. ●

Locker, flockig, leicht…
Müsli & Co
(**0965**-8) Von C. Adam, 64 S., 42 Farbfotos, Pappband. ●

Bärenstark und kerngesund
Vollwertkost für Kinder
(**0968**-2) Von S. Reiter, 64 S., 44 Farbfotos, Pappband. ●

Gesunde Ernährung für mein Kind
(**0776**-6) Von M. Bustorf-Hirsch, 112 S., 8 Farbtafeln, 5 s/w-Zeichnungen, kart. ●

Das Getreidemühlenkochbuch
(**1017**-6) Von M. Bustorf-Hirsch, 112 S., 8 Farbtafeln, kartoniert. ●

Meine Vollkornküche
Herzhaftes von echtem Schrot und Korn
(**0858**-9) Von S. Walz, 96 S., 8 Farbtafeln, kartoniert. ●

Die verlockende Alternative
Süße Vollwertküche
(**0936**-4) Von A. Roßmeier, 64 S., 50 Farbfotos, Pappband. ●

Die gesunde Art, sich zu verwöhnen
Vollwertküche für Singles
(**0937**-2) Von A. Görgens, 64 S., 43 Farbfotos, Pappband. ●

Dinkel, Hirse, Roggenkorn…
Kerniges aus der Getreideküche
(**0932**-1) Von S. Frank, 64 S., 49 Farbfotos, Pappband. ●

Die feine Vollwertküche
(**4286**-8) Von M. Bustorf-Hirsch, 160 S., 83 Farbfotos, Pappband. ●●●

Mit Lust und Liebe…
Vollwertküche für Genießer
(**4412**-4) Von Prof. Dr. C. Leitzmann, H. Million, 256 S., 329 Farbfotos, Pappband. ●●●●

Die feine Vegetarische Küche
(**4235**-3) Von F. Faist, 160 S., 191 Farbfotos, Pappband. ●●●

Schmackhafte Vollwertkost ohne tierisches Eiweiß
(**0993**-3) Von M. Bustorf-Hirsch, 96 S., 54 Farbfotos, kartoniert. ●●

Cholesterinarm kochen und genießen
(**4442**-9) Von R. Unsorg, 168 S., 132 Farbfotos, kartoniert. ●●●

Die aktuelle **Cholesterintabelle**
(**1088**-5) Von Dr. H. Oberritter, 84 S., 12 zweifarbige Grafiken, kartoniert. ●

Die aktuelle Vitamin- und Mineralstofftabelle
Mit Angaben zu den wichtigsten Vitaminen und Mineralstoffen
(**1110**-5) Von Dr. H. Oberritter, 88 S., 1 zweifarbige Grafik, kart. ●

Vollwertküche für Diabetiker
Köstlich kochen und backen für die ganze Familie
(**4473**-9) Von Prof. Dr. C. Leitzmann, Prof. Dr. H. Laube, H. Million, 168 S., 172 Farbfotos, 8 Zeichnungen, Pappband. ●●●●

Kochen und backen für Diabetiker
Gesund und schmackhaft für die ganze Familie
(**4467**-4) Von Dr. med. M. Toeller, W. Schumacher, A. Groote, Dr. troph. A. Klischan, 176 S., 182 Farbfotos, Pappband. ●●●●

Würzig kochen ohne Salz
(**0922**-4) Von S. Roediger-Streubel, 160 S., 16 Farbtafeln, kart. ●●

Die Sojaküche
Gesund und abwechslungsreich essen
(**0894**-5) Von U. Kolster, 80 S., 8 Farbtafeln, kart. ●

Gesund kochen mit Keimen und Sprossen
(**0794**-9) Von M. Bustorf-Hirsch, 96 S., 4 Farbtafeln, 13 s/w-Zeichnungen, kart. ●

Keime und Sprossen in der Naturküche
(**4299**-X) Von M. Bustorf-Hirsch, 96 S., 144 Farbfotos, Pappband. ●●

Waffeln
Hörnchen, Pfannkuchen und Crèpes.
(**0522**-9) Von C. Stephan, 64 S., 8 Farbtafeln, kart. ●

Mehr Freude und Erfolg beim
Brotbacken
(**4148**-9) Von A. und G. Eckert, 160 S., 177 Farbfotos, Pappband. ●●●

Meine Vollkornbackstube
Brot · Kuchen · Aufläufe. (**0616**-0) Von R. Raffelt, 96 S., 4 Farbtafeln, 12 Zeichnungen, kartoniert. ●

Die feine Vollkornbackstube
(**4474**-7) Von M. Bustorf-Hirsch, 160 S., 128 Farbfotos, Pappband. ●●●

Mit Körnern, Zimt und Mandelkern
Vollkorngebäck
(**0816**-3) Von M. Bustorf-Hirsch, 48 S., 39 Farbfotos, Pappband. ●

Knusprig, kernig, urgesund **Vollkornbrot**
(**0938**-0) Von S. Reiter, 64 S., 46 Farbfotos, Pappband. ●

Weihnachtsbäckerei
Köstliche Plätzchen, Stollen, Honigkuchen und Festtagstorten.
(**0682**-9) Von M. Sauerborn, 32 S., 34 Farbfotos, Pappband. ●

Meine Weihnachtsbackstube
(**5163**-8) Von M. Sauerborn, 32 S., 23 Farbfotos, mit Vorlagebogen in Originalgröße, kart. ●

Süße Verführungen **Desserts**
(**0885**-6) Von M. Bacher, 64 S., 75 Farbfotos, Pappband. ●

Süße Geheimnisse eiskalt gelüftet
Eis und Sorbets
(**0870**-8) Von H. W. Liebheit, 48 S., 38 Farbfotos, Pappband. ●

Raffiniertes mit
Eis
Drinks/Desserts/Eissorten
(**1029**-X) Von F. Hoffmann, 64 S., 74 Farbfotos, Pappband. ●

Zart schmelzende Versuchungen
Schokolade
(**0819**-8) Von J. Schroer, 48 S., 53 Farbfotos, Pappband. ●

Haltbarmachen in der Öko-Küche
Gesunde Konservierungsmethoden für Obst, Gemüse, Kräuter und Pilze. (**0923**-2) Von M. Bustorf-Hirsch, 120 S., 92 Farbabb., kart. ●●

Komm, koch und back mit mir
Kunterbuntes Kochvergnügen für Kinder.
(**4285**-X) Von S. und H. Theilig, illustriert von B. v. Hayek, 112 S., 45 Farbabb., Pappband. ●●

Lirum, larum, Löffelstiel…
Kinder kochen mit Knuddel
(**1094**-X) Von U. Bültjer, 80 S., 27 zweifarbige Zeichnungen, kart. ●

Mit Lust und Liebe **Kalte Platten & Buffets**
Anrichten und Garnieren
(**4427**-5) Von P. Grotz, 176 S., 228 Farbfotos, Pappband. ●●●●

Garnieren und Verzieren
(**4236**-1) Von R. Biller, 160 S., 329 Farbfotos, 57 Zeichnungen, Pappband. ●●●

Köstlichkeiten für Gäste und Feste
Kalte Platten
(**4200**-0) Von I. Pfliegner, 160 S., 130 Farbfotos, Pappband. ●●●

Wenn Gäste kommen…
Kalte Küche
(**1060**-5) Von A. Ilies, 64 S., 49 Farbfotos, Pappband. ●

Raffiniert und vielseitig
Toasts und Sandwiches
(**1109**-1) Von R. und T. Donhauser, 64 S., 52 Farbfotos, Pappband. ●

Fein und raffiniert
Canapés und kleine Köstlichkeiten
(**0963**-1) Von H. Imhof, 64 S., 53 Farbfotos, Pappband. ●

Festlich kochen und backen
für Advent und Weihnachten
(**4443**-7) Von A. Guter, 96 S., 66 Farbfotos, 1 s/w-Foto, Pappband. ●●

Der perfekt gedeckte Tisch
(**1028**-1) Von H. Tapper, 80 S., 161 Farbfotos, 13 Zeichnungen, kartoniert. ●●

Der schön gedeckte Tisch
Vom einfachen Gedeck bis zur Festtafel stimmungsvoll und perfekt arrangiert.
(**4246**-1) Von H. Tapper, 112 S., 206 Farbfotos, 21 s/w-Abbildungen, Pappband. ●●●

Servietten falten
80 Ideen für schön gedeckte Tische
(**1042**-7) Von M. Müller, O. Mikolasek, 80 S., 289 Farbfotos, 50 Zeichnungen, kartoniert. ●●

Phantasievolle Tischdekorationen selber machen
(**0984**-4) Von Y. Thalheim, H. Nadolny, 80 S., 174 Farbfotos, 21 Zeichnungen, kart. ●●

Tischkarten dekorativ gestalten
aus allerlei Material für viele Anlässe
(**0946**-1) Von H. York, 32 S., 108 Farbfotos, Pappband. ●

Servietten dekorativ falten
Geschmackvolle Anregungen aus Stoff und Papier. (**0804**-X) Von H. Tapper, 32 S., 134 Farbfotos, Pappband. ●

Tee für Genießer
Sorten · Riten · Rezepte
(**0356**-0) Von M. Nicolin, 64 S., 4 Farbtafeln, kart. ●

Weine und Säfte, Liköre und Sekt
selbstgemacht.
(**0702**-7) Von P. Arauner, 232 S., 76 Abb., kart. ●●

Fruchtig, spritzig, eisgekühlt
Mixen ohne Alkohol
(**0935**-6) Von S. Späth, 64 S., 44 Farbfotos, Pappband. ●

Mit und ohne Alkohol
Longdrinks
(**1062**-1) Von S. Edelberg, 64 S., 47 Farbfotos, Pappband. ●

Cocktails
(**4267**-1) Von W. R. Hoffmann, W. Hubert, J. Lottring, 160 S., 164 Farbfotos, 1 s/w-Foto, Pappband. ●●●

Cocktails und Mixereien
für häusliche Feste und Feiern. (**0075**-8) Von J. Walker, 96 S., 4 Farbtafeln, kart. ●

Die besten Punsche, Grogs und Bowlen
(**0575**-X) Von F. Dingden, 64 S., 4 Farbt., kart. ●

SLIM
Der neue, individuelle Schlankheitsplan.
(**4277**-9) Von Prof. Dr. E. Menden, W. Aign, 120 S., 440 Farbfotos, Pappband. ●●●

Schlank werden nach Dr. Hay **Trennkost**
Die bewährten Vollwert-Rezepte von Ursula Summ. (**4298**-1) Von U. Summ, 96 S., 54 Farbfotos, 1 Zeichnung, kart. ●●

Gesund leben nach Dr. Hay
Cholesterinarme Trennkost
Neue Vollwert-Rezepte von Ursula Summ
(**4475**-5) Von U. Summ, 96 S., 52 Farbfotos, kart. ●●

Eßlust statt Diätfrust
Die Pfundskur
(**1102**-4) Von Prof. Dr. V. Pudel, 144 S., 8 s/w-Zeichnungen, 4 Vignetten, kartoniert. ●

Schlank nach Maß
mit der Diät-Computerwaage
(**1064**-8) Von K. Alisch, 104 S., 8 Farbtafeln, kart. ●

Gesundes Essen für Berufstätige
Die 4-Wochen-Vollwertkur
(**1065**-6) Von M. Weber, ca. 80 S., 8 Farbtafeln, kart. ●

Hobby und Freizeit

Falken-Handbuch
Zeichnen und Malen
(**4167**-5) Von B. Bagnall, 336 S., 1154 Farbabb., Pappband. ●●●●●

Punkt, Punkt, Komma, Strich
Zeichenstunde für Kinder
(**0564**-4) Von H. Witzig, 144 S., über 250 Zeichnungen, kart. ●

Einmal grad und einmal krumm
Zeichenstunde für Kinder
(**0599**-7) Von H. Witzig, 144 S., 363 Abb., kartoniert. ●

Figürliches Zeichnen
leicht gemacht
(**1010**-9) Von H. Witzig, 112 S., 462 Figuren, kartoniert. ●

Airbrush
Kreatives Gestalten mit dem Luftpinsel
(**1133**-4) Von C. M. Mette, 80 S., 145 Farbfotos, 40 Farbzeichnungen, kartoniert. ●●

Spielend zeichnen lernen mit den Montagsmalern
(**0974**-7) Von G. Lages, Sigi Harreis, 112 S., 326 s/w-Zeichnungen, kartoniert. ●●

Kalligraphie
Die Kunst des schönen Schreibens
(**4263**-9) Von C. Hartmann, 120 S., 44 Farbvorlagen, 29 s/w-Vorlagen, 2 s/w-Zeichnungen, 38 Farbfotos, Pappband. ●●●●

Gestalten mit Schrift
Kalligraphie
(**1044**-3) Von I. Schade, 80 S., 2 Farb- und 1 s/w Foto, 143 Farbzeichnungen, kartoniert. ●●

Aquarellmalerei leicht gelernt
Materialien · Techniken · Motive.
(**0787**-6) Von T. Hinz, R. Braun, B. Zeidler, 32 S., 38 Farbfotos, 1 Zeichn., Pappband. ●

Hobby Aquarellmalen
Landschaft und Stilleben.
(**0876**-7) Von I. Schade, A. Brück, 80 S., 111 Farbabb., kart. ●●

Hobby Ölmalerei
Landschaft und Stilleben.
(**0875**-9) Von H. Kämper, I. Becker, 80 S., 93 Farbabb., kart. ●●

Hobby Bauernmalerei
(**0436**-2) Von S. Ramos und J. Roszak, 80 S., 116 Farbfotos und 28 Motivvorlagen, kart. ●●

Seidenmalerei in Vollendung
(**4414**-3) Hrsg. von R. Smend, 160 S., 227 Farbfotos, 36 s/w-Fotos, geprägter Leineneinband mit Schutzumschlag, im Schuber, **DM 98,–**, S 784,–, SFr 94,10

Seidenmalerei und Modedesign
Modelle · Techniken · Schnittmuster
(**4476**-3) Von B. Hansen, 176 S., 140 Farbfotos, 93 Farb-, 68 s/w-Zeichnungen, Pappband. ●●●●

Seidenmalerei als Kunst und Hobby
(**4264**-7) Von S. Hahn, 136 S., Farbabb., 1 s/w-Foto, Pappband. ●●●●

Neue zauberhafte Seidenmalerei
Motive und Anregungen aus der Natur.
(**0924**-0) Von R. Henge, 80 S., 148 Farbfotos, 27 s/w-Zeichnungen, kart. ●●

Kunstvolle Seidenmalerei
Mit zauberhaften Ideen zum Nachgestalten
(**0783**-3) Von I. Demharter, 32 S., 56 Farbfotos, Pappband. ●

Aquarellieren auf Seide
Materialien · Techniken · Motive
(**0917**-8) Von I. Demharter, 32 S., 41 Farbfotos, Pappband. ●

Seidenmalerei Landschaften
(**5153**-0) Von D. Kosik, 32 S., 50 Farbfotos, 12 Zeichnungen, mit Vorlagebogen in Originalgröße, kart. ●

Seidenmalerei Kissen
(**5151**-4) Von I. Demharter, 32 S., 42 Farbfotos, 2 Zeichnungen, mit Vorlagebogen in Originalgröße, kart. ●

Seidenmalerei Blusen und T-Shirts
(**5184**-0) Von A. Keller, 32 S., 28 Farbfotos, 12 Zeichnungen, mit Vorlagebogen in Originalgröße, kartoniert. ●

Seidenmalerei Tücher und Schals
(**5152**-2) Von R. Henge, 32 S., 36 Farbfotos, 1 Zeichnung, mit Vorlagebogen in Originalgröße, kart. ●

Seidenmalerei Taschen und Gürtel
(**5194**-8) Von S. Tichy-Gibley, 32 S., 30 Farbfotos, 8 Farbzeichnungen, mit Vorlagebogen in Originalgröße, kartoniert. ●

Seidenmalerei Tiermotive
(**5204**-9) Von A. Keller, 32 S., 37 Farbfotos, mit Vorlagebogen in Originalgröße, kart. ●

Serti Designo
Seidenmalerei mit Kreidestiften
(**5208**-1) Von S. Tichy-Gibley, 32 S., 46 Farbfotos, mit Vorlagebogen in Originalgröße, kart. ●

Seidenmalerei Lampenschirme
(**5154**-9) Von I. Walter-Ammon, 32 S., 47 Farbfotos, 1 Zeichnung, mit Vorlagebogen in Originalgröße, kart. ●

Seidenmalerei Blüten, Blätter, Ranken
(**5165**-4) Von D. Kosik, 32 S., 35 Farbfotos, 4 Zeichnungen, mit Vorlagebogen in Originalgröße, kart. ●

Seidenmalerei Schmuckkarten und Miniaturbilder
(**5166**-2) Von I. Walter-Ammon, 32 S., 37 Farbfotos, 2 Zeichnungen, mit Vorlagebogen in Originalgröße, kart. ●

Seidenmalerei Bilder in Konturentechnik
(**5182**-4) Von I. Demharter, 32 S., 28 Farbfotos, 2 Zeichnungen, mit Vorlagebogen in Originalgröße, kartoniert. ●

Seidenmalerei Applikationen
(**5224**-3) Von J. Bressau, 32 S., 50 Farbfotos, mit Vorlagebogen in Originalgröße, kartoniert. ●

Falken-Handbuch
Häkeln
ABC der Häkeltechniken und Häkelmuster in ausführlichen Schritt-für-Schritt-Bildfolgen
(**4194**-2) Von H. Fuchs, M. Natter, 288 S., 597 Farbfotos, 476 Farbzeichnungen, Pappband. ●●●●

Das moderne Standardwerk von der Expertin
Perfekt Stricken
Mit Sonderteil Häkeln.
(**4250**-7) Von H. Jaacks, 256 S., 703 Farbfotos, 169 Farb- und 121 s/w-Zeichnungen, Pappband. ●●●

Hobby Patchwork und Quilten
(**0768**-X) Von B. Staub-Wachsmuth, 80 S., 108 Farbabb., 43 Zeichnungen, kart. ●●

Hobby Spitzencollagen
Bezaubernde Motive aus edlem Material
(**0847**-3) Von H. Westphal, 80 S., 186 Farbfotos, kart. ●●

Marionetten
selbst bauen und führen
(**1043**-5) Von D. Köhnen, 80 S., 150 Farbfotos, mit Schnittmusterbogen, kartoniert. ●●

Charakterpuppen
aus Cernit und Porzellan selbst gestalten
(**1156**-3) Von S. Becker, 64 S., 143 Farbfotos, 30 Zeichnungen, 13 Vignetten, mit Schnittmusterbogen, kartoniert. ●●

Puppen zum Liebhaben
(**5199**-9) Von B. Wehrle, 32 S., 27 Farbfotos, 9 s/w-Zeichnungen, mit Vorlagebogen in Originalgröße, kartoniert. ●

Teddybären
Sechs beliebte Modelle
(**5159**-X) Von Y. Thalheim, H. Nadolny, 32 S., 46 Farbfotos, 9 Zeichnungen, mit Vorlagebogen in Originalgröße, kart. ●

Heißgeliebte Teddybären
Selbermachen · Sammeln · Restaurieren.
(**0900**-3) Von H. Nadolny, Y. Thalheim, 80 S., 119 Farbfotos, 23 s/w-Zeichnungen, 14 S. Schnittmusterbogen, kart. ●●

Neue zauberhafte Salzteig-Ideen
(**0719**-1) Von I. Kiskalt, 80 S., 324 Farbfotos, 12 Zeichnungen, Schablonen, kart. ●●

Salzteig kinderleicht
(**0973**-9) Von I. Kiskalt, 80 S., 224 Farbfotos, 8 Zeichnungen, kart. ●●

Kreatives Gestalten mit Ton
Töpfern ohne Scheibe – Aufbaukeramik
(**0896**-1) Von A. Riedinger, 80 S., 207 Farbfotos, 16 Zeichnungen, 7 Vignetten, kart. ●●

Kreatives Gestalten mit Ton
Töpfern auf der Scheibe
(**0971**-2) Von A. Riedinger, 80 S., 28 Farb- und 3 s/w-Zeichnungen, 178 Farbfotos, kartoniert. ●●

Edles Porzellan
(**4437**-2) Von M. Lutze, Prof. E. Lessing, 160 S., 175 Farbfotos, Leineneinband, mit Schutzumschlag, im Schuber ●●●●●

Hobby Glaskunst in Tiffany-Technik
(**0781**-7) Von N. Köppel, 80 S., 194 Farbfotos, 6 s/w-Abb., kart. ●●

Tiffany-Lampen selbermachen
Arbeitsanleitung · Materialien · Modelle
(**0684**-5) Von I. Spliethoff, 32 S., 60 Farbfotos, 19 Zeichnungen, Pappband. ●

Fensterbilder in Tiffany-Technik
(**5168**-9) Von P. Matz, 32 S., 43 Farbfotos, mit Vorlagebogen in Originalgröße, kart. ●

Tiffany-Technik
und andere kunstvolle Arbeiten in Glas
(**0972**-0) Von D. Köhnen, 80 S., 176 Farbfotos, 5 s/w-Zeichnungen, kart. ●●

Tiffany-Gürtelschnallen
(**5160**-3) Von G. G. Scheib, R. Grella, 32 S., 52 Farbfotos, 1 Zeichnung, mit Vorlagebogen in Originalgröße, kart. ●

Modeschmuck mit Federn und Straß
(**5167**-0) Von J. Niemeier, 32 S., 41 Farbfotos, mit Vorlagebogen in Originalgröße, kart. ●

Modeschmuck selbst modellieren
(**5196**-4) Von K. Eichler, 32 S., 51 Farbfotos, mit Vorlagebogen in Originalgröße, kartoniert. ●

Modeschmuck in vielen Variationen
(**5180**-8) Von A. Hahn, 32 S., 39 Farbfotos, 3 Zeichnungen, mit Vorlagebogen in Originalgröße, kartoniert. ●

Effekt-Color
Phantasievolle Schmuck- und Deko-Ideen
(**5207**-3) Von A. Hahn, 32 S., 55 Farbfotos, mit Vorlagebogen in Originalgröße, kart. ●

Rocailles
Perlenschmuck
(**5209**-X) Von L. und E. Weiler, 32 S., 45 Farbfotos, 2 Zeichnungen, mit Vorlagebogen in Originalgröße, kart. ●

Perlenschmuck
(**5221**-9) Von H. Büderer, 32 S., 50 Farbfotos, mit Vorlagebogen in Originalgröße, kartoniert. ●

Exklusiver Modeschmuck
aus dem eigenen Atelier
(**0925**-9) Von J. Niemeier, J. Klein, 80 S., 141 Farbfotos, 25 Zeichnungen, kart. ●●

Masken
phantasievoll dekorieren
(**5155**-7) Von Chr. Familler, 32 S., 48 Farbfotos, mit Vorlagebogen in Originalgröße, kart. ●

Schwingtiere aus Holz gestalten
(**5222**-7) Von der Arbeitsgem. Werken, 32 S., 50 Farbfotos, mit Vorlagebogen in Originalgröße, kartoniert. ●

Hobby Drachen
bauen und steigen lassen. (**0767**-1) Von W. Schimmelpfennig, 80 S., 1 dreiseitige Ausklapptafel, 55 Farbfotos, 139 Zeichnungen, kart. ●●

Lenkdrachen
bauen und fliegen
(**1011**-7) Von W. Schimmelpfennig, 64 S., 51 Farbfotos und 126 Zeichnungen, kartoniert. ●●

Drachen
Einfache Modelle für Kinder
(**5156**-5) Von W. Schimmelpfennig, 32 S., 11 Farbfotos, 31 Zeichnungen, mit Vorlagebogen, kart. ●

Das große farbige
Bastelbuch für Kinder
(**4254**-X) Von U. Barff, I. Burkhardt, J. Maier, 224 S., 157 Farbfotos, 430 Farb- und 60 s/w-Zeichnungen, mit Schnittmusterbogen, Pappband. ●●●

Hobby Origami
Papierfalten für groß und klein
(**0756**-6) Von Z. Aytüre-Scheele, 80 S., 820 Farbfotos, kart. ●●

Neue zauberhafte Origami-Ideen
Papierfalten für groß und klein
(**0805**-8) Von Z. Aytüre-Scheele, 80 S., 720 Farbfotos, kart. ●●

Zauberwelt Origami
Tierfiguren aus Papier
(**1045**-1) Von Z. Aytüre-Scheele, 80 S., 660 Farbfotos, kartoniert. ●●

Pergamano
Pergamentpapier filigran gestalten
(**5202**-2) Von J. Allmann, 32 S., 51 Farbfotos, 5 Zeichnungen, mit Vorlagebogen in Originalgröße, kart. ●

Heut basteln wir mit Pappe und Papier
(**4413**-5) Von U. Barff, J. Maier, 224 S., 117 Farbfotos, 480 Farbzeichn., 25 s/w-Abb., mit Schnittmusterbogen, Pappband. ●●●

Das große farbige Bastel- und Werkbuch
(**4439**-9) Von D. Rex, 256 S., 999 Farbfotos, 33 Farbzeichnungen, Pappband. ●●●●

Mein liebstes Spiel- und Bastelbuch
Die Welt der Dinosaurier
Tiere und Landschaften zum Selbermachen
Ausbrechen, aufstellen, spielen
(**4478**-X) Von B. Burkart, 8 Blatt mit herauslösbaren Motiven, 280-g-Karton mit Stanzung, 8 S. Bastelanleitung und Sachinformation. ●●

Mein liebstes Spiel- und Bastelbuch
Leben auf dem Bauernhof
Tiere und Motive zum Selbermachen
Ausbrechen, aufstellen, spielen
(**4479**-8) Von K. Lausche, 8 Blatt mit herauslösbaren Motiven, 280-g-Karton mit Stanzung, 8 S. Bastelanleitung und Sachinformation. ●●

Schritt für Schritt zum Scherenschnitt
Materialien · Techniken · Gestaltungsvorschläge. (**0732**-9) Von H. Klingmüller, 32 S., 38 Farbfotos, 34 Vorlagen, Pappband. ●

Fensterbilder in Scherenschnitt
(**5169**-7) Von A. Hahn, 32 S., 52 Farbfotos, 3 s/w-Fotos, mit Vorlagebogen in Originalgröße, kart. ●

Fensterbilder
Meine Lieblingstiere
(**5197**-2) Von Y. Thalheim, H. Nadolny, 32 S., 38 Farbfotos, mit Vorlagebogen in Originalgröße, kartoniert. ●

Fensterbilder Lustige Tiere
(**5210**-3) Von F. Michalski, 32 S., 47 Farbfotos, mit Vorlagebogen in Originalgröße, kart. ●

Die schönsten Fensterbilder
(**1066**-4) Von C. Kimmerle, 64 S., 100 Farbfotos, 7 Zeichnungen, kartoniert. ●●

Perfekte Fensterbilder
(**4470**-4) Von S. Haenitsch-Weiß, A. Weiß, 8 vierfarbige Bogen 280-g-Karton mit Stanzung + 16 S. zweifarbige Ein/Anleitung. ●●

Märchenhafte Fensterbilder
(**5185**-9) Von J. Maier, 32 S., 37 Farbfotos, mit Vorlagebogen in Originalgröße, kart. ●

Fensterbilder Blumen und Tiere
(**5186**-7) Von M. Twachtmann, 32 S., 41 Farbfotos, 3 Zeichnungen, mit Vorlagebogen in Originalgröße, kartoniert. ●

Papierflieger
(**5157**-3) Von T. Gött, 32 S., 73 Farbfotos, 19 Zeichnungen, mit Vorlagebogen in Originalgröße, kart. ●

Laternen und Lampions
(**5206**-5) Von C. Hüfner, 32 S., 60 Farbfotos, mit Vorlagebogen in Originalgröße, kart. ●

Mobiles aus Papier
(**5183**-2) Von J. Maier, 32 S., 17 Farbfotos, 35 Farbzeichnungen, mit Vorlagebogen in Originalgröße, kartoniert. ●

Schachteln basteln und dekorieren
(**5170**-0) Von Chr. Adjano, 32 S., 55 Farbfotos, mit Vorlagebogen in Originalgröße, kart. ●

Die große Schachtelparade
(**4438**-0) Von Present Team, 16 vierfarbige Bogen 250-g-Karton mit Schachtelstanzung mit 4 S. Einleitung. ●●●

Deco Art
Die Kunst, Geschenke zu verpacken
(**0949**-6) Von B. Niermann, 80 S., 78 Farbfotos, 191 Zeichnungen, kart. ●●

Geschenke wunderschön verpacken
(**1113**-X) Von P. Jansen, 80 S., 79 Farbfotos, 166 Farbzeichnungen, kart. ●●

Geldgeschenke · Gutscheine · Geschenkanhänger
originell gestalten und verpacken
(**1115**-6) Von S. Haenitsch-Weiß, A. Weiß, 80 S., 176 Farbfotos, kart. ●●

Geschenke verpacken für Kinderfeste
(**5195**-6) Von C. Netolitzky, 32 S., 43 Farbfotos, mit Vorlagebogen in Originalgröße, kartoniert. ●

Bunte Dekorationen für den Kindergeburtstag
Mit Spielanleitung zum Fest der Tiere
(**4471**-2) Von S. Haenitsch-Weiß, A. Weiß, 8 vierfarbige Bogen 280-g-Karton mit Stanzung + 16 S. zweifarbige Ein/Anleitung. ●●

Originelles Ambiente für Gäste
Festdekorationen
(**1049**-4) Von B. Niermann, 80 S., 125 Farbfotos, 59 Farbzeichn., kartoniert. ●●

Dekorative Schleifen
aus Bändern und Papier
(**5205**-7) Von M. Schorege, 32 S., 28 Farbfotos, 31 Farbzeichnungen, mit Vorlagebogen in Originalgröße, kart. ●●

Dekorieren und Arrangieren mit
Seidenblumen
(**5200**-6) Von M. L. Spang, 32 S., 37 Farbfotos, 14 Farbzeichnungen, mit Vorlagebogen in Originalgröße, kartoniert. ●

Glückwunschkarten
(**5179**-4) Von A. Kolb, B. Michel, 32 S., 54 Farbfotos, mit Vorlagebogen in Originalgröße, kartoniert. ●

Schmuck- und Glückwunschkarten
Papierarchitektur · Collagen · Faltschnittkarten
(**1114**-8) Von C. Sanladerer, 64 S., 55 Farbfotos, 31 Zeichnungen, kart. ●●

Altes Brauchtum neu entdeckt
Schmuck-Eier
Kunstvoll gestalten und verzieren.
(**0919**-4) Von I. Kiskalt, 32 S., 45 Farbfotos, 3 s/w-Zeichnungen, Pappband. ●

Ostereier originell dekorieren
(**5219**-7) Von W. Velte, 32 S., 44 Farbfotos, mit Vorlagebogen in Originalgröße, kartoniert. ●

Dekorationen für Ostern
(**5198**-0) Von Y. Thalheim, H. Nadolny, 32 S. 48 Farbfotos, mit Vorlagebogen in Originalgröße, kartoniert. ●

Basteln für Ostern
(**5164**-6) Von Chr. Adjano, 32 S., 47 Farbfotos, mit Vorlagebogen in Originalgröße, kartoniert. ●

Tischdekorationen für Ostern
(**5220**-0) Von Chr. Adjano, 32 S., 49 Farbfotos, mit Vorlagebogen in Originalgröße, kartoniert. ●

Weihnachtsgeschenke schön verpacken
Schachteln · Dekorationen · Geschenkpapiere
(**4469**-0) Von Present Team, 10 vierfarbige Bogen 250-g-Karton mit Stanzung, 4 Bogen Geschenkpapier + 4 S. Einleitung. ●●●

Basteln und dekorieren für
Advent und Weihnachten
(**4446**-1) Von G. Teusen, C. Netolitzky, 176 S., 285 Farbfotos, mit Bastelvorlagebogen, Pappband. ●●●

Basteln für Weihnachten
(**5162**-X) Von Chr. Adjano, 32 S., 44 Farbfotos, mit Vorlagebogen in Originalgröße, kartoniert. ●

Fensterdekorationen für die Weihnachtszeit
(**5181**-6) Von Y. Thalheim, H. Nadolny, 32 S., 33 Farbfotos, mit Vorlagebogen in Originalgröße, kartoniert. ●

Fensterbilder für Advent und Weihnachten
(**5211**-1) Von M. Schorege, 32 S., 24 Farbfotos, 15 Zeichnungen, mit Vorlagebogen in Originalgröße, kartoniert. ●

Adventskränze und weihnachtliche Gestecke
(**5203**-0) Von Y. Thalheim, H. Nadolny, 32 S., 43 Farbfotos, mit Vorlagebogen in Originalgröße, kartoniert. ●

Adventskalender
(**5178**-6) Von Y. Thalheim, H. Nadolny, 32 S., 35 Farbfotos, mit Vorlagebogen in Originalgröße, kartoniert. ●

Weihnachtsbasteleien
Advents- und Weihnachtsschmuck für groß und klein
(**0667**-5) Von M. Kühnle und S. Beck, 32 S., 56 Farbfotos, 6 Zeichnungen, Pappband. ●

Trockenblumenideen
Gewürzsträuße, Gestecke, Kränze, Buketts
(**0643**-8) Von R. Strobel-Schulze, 88 S., 170 Farbfotos, kartoniert. ●●

Neue zauberhafte Trockenblumen-Ideen
(**0821**-X) Von R. Strobel-Schulze, 80 S., 163 Farbfotos, kart. ●●

Phantasievolles Schminken
Verzauberte Gesichter für Maskeraden, Laienspiele und Kinderfeste
(**0907**-0) Hrsg.: H. u. Y. Nadolny, 64 S., 227 Farbfotos, kartoniert. ●●

Schminken für Kinder
(**5177**-8) Von Y. Thalheim, H. Nadolny, 32 S., 68 Farbfotos, mit Vorlagebogen in Originalgröße, kartoniert. ●

Moderne Fotopraxis
(**4401**-1) Von G. Koshofer, Prof. H. Wedewardt, 224 S., 363 Farbfotos, 106 s/w-Fotos, 5 Farb- und 24 s/w-Zeichnungen, Pappband. ●●●

Mach dir ein Bild
Praxistips für Foto, Film und Video
(**4410**-0) Von G. Staab, 208 S., 202 Farbfotos, 175 s/w-Fotos, 1 Zeichnung, Pappband. ●●●

So macht man bessere Fotos
(**1158**-X) Von G. Koshofer, 144 S., 259 Farbfotos, 25 s/w-Fotos, kartoniert. ●●

Aktfotografie
Interpretationen zu einem unerschöpflichen Thema. Gestaltung · Technik · Spezialeffekte.
(**0737**-X) Von H. Wedewardt, 88 S., 144 Farb- und 6 s/w-Fotos, 6 Zeichnungen, kart. ●●

Videografieren
Filmen mit Video 8. Technik – Bildgestaltung – Schnitt – Vertonung.
(**0843**-0) Von M. Wild, K. Möller, 120 S., 101 Farbfotos, 22 s/w-Fotos, 52 Zeichnungen, kart. ●●●

Videografieren perfekt
Profitricks für Aufnahmetechnik und Nachbearbeitung
(**0969**-0) Von W. Schild, 120 S., 144 Farbabb., 5 s/w-Zeichnungen, kart. ●●●

Do it yourself und Technik

Do it yourself
Kleinmöbel aus Holz
(**0905**-4) Von O. Maier, 128 S., 210 Farbfotos, 80 Zeichnungen, kart. ●●

Do it yourself
Sanitärinstallationen
(**1118**-0) Von W. Kawlath, 96 S., 214 Farbabbildungen, kartoniert. ●●

Do it yourself
Metall bearbeiten
(**1119**-9) Von O. Maier, 96 S., 230 Farbfotos, 6 s/w-Zeichnungen, kartoniert. ●●

Do it yourself
Elektroarbeiten
(**0975**-5) Von K. H. Schubert, 120 S., 193 Farbfotos, 40 Zeichnungen, kartoniert. ●●

Do it yourself
Fahrrad-Reparaturen
(**0796**-5) Von R. van der Plas, 112 S., 140 Farbfotos, 113 farbige Zeichnungen, kartoniert. ●●

Möbel
aufarbeiten, reparieren, pflegen
(**0386**-2) Von E. Schnaus-Lorey, 96 S., 28 Fotos, 101 Zeichnungen, kartoniert. ●

Restaurieren von Möbeln
Stilkunde, Materialien, Techniken, Arbeitsanleitungen in Bildfolgen.
(**4120**-9) Von E. Schnaus-Lorey, 152 S., 37 Farbfotos, 75 s/w-Fotos, 352 Zeichnungen, Pappband. ●●●●

FALKEN-Heimwerker-Praxis
Mofa- und Moped-Reparaturen
(**1008**-7) Von T. Kohlmey, 128 S., 280 Farbabbildg. und Zeichnungen, kartoniert. ●●

Elektronik als Hobby
Von der Grundlagenschaltung zum integrierten Schaltkreis
Mit 8 wichtigen Universalplatinen
(**4293**-0) Von W. Priesterath, 264 S., 80 s/w-Fotos, 128 Zeichnungen, Pappband. ●●●

Anlagenbau in Modultechnik
für Modelleisenbahnen und Dioramen.
(**0845**-7) Von J. Thal, 104 S., 68 Farbfotos, 28 Zeichnungen, kartoniert. ●●●

Kleine Welt auf Rädern
Das faszinierende Spiel mit **Modelleisenbahnen** (**4175**-6) Von F. Eisen, 256 S., 72 Farb- und 180 s/w-Fotos, 25 Zeichnungen, Pappband. ●●●

Die Super-Sportwagen der Welt
(**4423**-2) Von H. G. Isenberg, 194 S., 184 Farbfotos, 4 farbige Ausklapptafeln, 32 s/w-Fotos, Pappband. ●●●●

Die Super-Oldtimer der Welt
(**4465**-8) Von H. G. Isenberg, 194 S., 161 Farb- und 36 s/w-Fotos, 4 Ausklapptafeln, Pappband. ●●●●

Die Super-Trucks der Welt
(**4257**-4) Von H. G. Isenberg, 194 S., 205 Farbfotos, 87 s/w-Fotos, 7 Farbzeichnungen, 4 farb. Ausklapptafeln, Pappband. ●●●●

Die Super-Motorräder der Welt
(**4193**-4) Von H. G. Isenberg, 192 S., 170 Farb- und 100 s/w-Fotos, 8 Zeichnungen, Pappband. ●●●●

Die Super-Eisenbahnen der Welt
(**4287**-6) Von W. Kosak, H. G. Isenberg, 224 S., 269 Farbfotos, 79 s/w-Fotos, 8 Vignetten, 5 farb. Ausklapptafeln, Pappband. ●●●●

Die Super-Dampfloks der Welt
(**4480**-1) Von H. Faust, H. G. Isenberg, 194 S., 193 Farbfotos, mit vier Ausklapptafeln, Pappband. ●●●●

Plastikmodellbau
Autos, Schiffe, Flugzeuge in vollendeter Technik.
(**1116**-4) Von W. Kawlath, 96 S., 272 Farbabbildungen, kartoniert. ●●

Sport und Fitneß

Neue Lehrmethoden der Judo-Praxis
(**0424**-9) Von P. Herrmann, 223 S., 475 Abb., kartoniert. ●●

Fit mit Judo
(**2319**-7) Von K. Fuchs, 112 S., 193 Farbfotos, kartoniert. ●●

Fußwürfe
für Judo, Karate und Selbstverteidigung.
(**0439**-7) Von H. Nishioka, übers. von H. J. Heese, 96 S., 260 Abb., kart. ●●

Modernes Karate
Das große Standardwerk mit 2279 Abbildungen.
(**4280**-9) Von T. Okazaki, Dr. med. M.V. Stricevic, übers. von M. Pabst, 376 S., 2279 s/w-Abb., Pappband. ●●●●●

Nakayamas Karate perfekt 1
Einführung.
(**0487**-7) Von M. Nakayama, 136 S., 605 s/w-Fotos, kart. ●●

Nakayamas Karate perfekt 2
Grundtechniken.
(**0512**-1) Von M. Nakayama, 136 S., 354 s/w-Fotos, 53 Zeichnungen, kart. ●●

Nakayamas Karate perfekt 3
Kumite 1: Kampfübungen.
(**0538**-5) Von M. Nakayama, 128 S., 424 s/w-Fotos, kart. ●●

Nakayamas Karate perfekt 4
Kumite 2: Kampfübungen.
(**0547**-4) Von M. Nakayama, 128 S., 394 s/w-Fotos, kart. ●●

Nakayamas Karate perfekt 5
Kata 1: Heian, Tekki.
(**0571**-7) Von M. Nakayama, 144 S., 1229 s/w-Fotos, kart. ●●

Nakayamas Karate perfekt 6
Kata 2: Bassai-Dai, Kanku-Dai.
(**0600**-4) Von M. Nakayama, 144 S., 1300 s/w-Fotos, 107 Zeichnungen, kart. ●●

Nakayamas Karate perfekt 7
Kata 3: Jitte, Hangetsu, Empi.
(**0618**-7) Von M. Nakayama, 144 S., 1988 s/w-Fotos, 105 Zeichnungen, kart. ●●

Nakayamas Karate perfekt 8
Gankaku, Jion. (**0650**-0) Von M. Nakayama, 144 S., 1174 s/w-Fotos, 99 Zeichnungen, kart. ●●

Fit mit Karate
(**2308**-1) Von A. Pflüger, 96 S., 134 Farbfotos, 4 s/w-Zeichnungen, kart. ●●

25 Shotokan-Katas
Auf einen Blick: Karate-Katas für Prüfungen und Wettkämpfe.
(**0859**-7) Von A. Pflüger, 88 S., 185 s/w-Abb., 24 ganzseitige Tafeln mit über 1.600 Einzelschritten, kart. ●●

Bo-Karate
Habo-Jitsu – die Techniken des Stockkampfes.
(**0447**-8) Von G. Stiebler, 176 S., 424 s/w-Fotos, 38 Zeichnungen, kart. ●●

Karate 1
Einführung · Grundtechniken.
(**0227**-0) Von A. Pflüger, 144 S., 195 s/w-Fotos, 120 Zeichnungen, kart. ●

Karate 2
Kombinationstechniken · Katas.
(**0239**-4) Von A. Pflüger, 176 S., 452 s/w-Fotos und Zeichnungen, kart. ●

Karate Kata 1
Heian 1–5, Tekki 1, Bassai Dai.
(**0683**-7) Von W.-D. Wichmann, 164 S., 703 s/w-Fotos, kart. ●●

Karate Kata 2
Jion, Empi, Kanku-Dai, Hangetsu.
(**0723**-X) Von W.-D. Wichmann, 140 S., 661 s/w-Fotos, 4 Zeichnungen, kart. ●●

Karate Kata 3
Bassai Sho, Kanku Sho, Nijushiho, Sochin
(**1120**-2) Von W.-D. Wichmann, 144 S., 598 s/w-Fotos, 4 Grafiken, kart. ●●

Der König des Kung Fu
Bruce Lee
Sein Leben und Kampf
Von seiner Frau Linda
(**0392**-7) Von Linda Lee, 136 S., 104 s/w-Fotos, kartoniert. ●●

Bruce Lees Kampfstil 1
Grundtechniken.
(**0473**-7) Von B. Lee, M. Uyehara, 109 S., 220 Abb., kart. ●

Bruce Lees Kampfstil 2
Selbstverteidigungs-Techniken.
(**0486**-9) Von B. Lee, M. Uyehara, 128 S., 310 Abb., kart. ●

Bruce Lees Kampfstil 3
Trainingslehre.
(**0503**-2) Von B. Lee, M. Uyehara, 112 S., 246 Abb., kart. ●

Bruce Lees Kampfstil 4
Kampftechniken.
(**0523**-7) Von B. Lee, M. Uyehara, 104 S., 211 Abb., kart. ●

Kung-Fu 1
Legende · Philosophie · Grundtechniken
(**0891**-0) Von Chr. Yim, 152 S., 401 s/w-Fotos, 2 s/w-Zeichnungen, kart. ●●

Kung-Fu und Tai-Chi
Grundlagen und Bewegungsabläufe
(**0367**-6) Von B. Tegner, 182 S., 370 s/w-Fotos, kart. ●●

Kung Fu
Theorie und Praxis klassischer und moderner Stile
(**0376**-5) Von M. Pabst, 160 S., 330 Abbildungen, kartoniert. ●●

Bruce Lees Jeet Kune Do
(**0440**-0) Von B. Lee, 192 S., mit 105 eigenhändigen Zeichnungen von B. Lee, kart. ●●

Shaolin-Kempo – Kung-Fu
Chinesisches Karate im Drachenstil.
(**0395**-1) Von R. Czerni, K. Konrad, 246 S., 723 Abb., kart. ●●

Kickboxen
Fitneßtraining und Wettkampfsport.
(**0795**-7) Von G. Lemmens, 96 S., 208 s/w-Fotos, 23 Zeichnungen, kart. ●●

Ninja 1
Die Lehre der Schattenkämpfer.
(**0758**-2) Von S. K. Hayes, übers. von J. Schmit, 144 S., 137 s/w-Fotos, kart. ●●

Ninja 2
Die Wege zum Shoshin.
(**0763**-9) Von S. K. Hayes, übers. von J. Schmit, 160 S., 309 s/w-Fotos, 2 Zeichnungen, kart. ●●

Ninja 3
Der Pfad des Togakure-Kämpfers.
(**0764**-7) Von S. K. Hayes, übers. von J. Schmit, 144 S., 197 s/w-Fotos, 2 Zeichnungen, kart. ●●

Ninja 4
Das Vermächtnis der Schattenkämpfer.
(**0807**-4) Von S. K. Hayes, übers. von J. Schmit, 196 S., 466 s/w-Fotos, kart. ●●

Taekwondo perfekt 1
Die Formenschule bis zum Blaugurt.
(**0890**-2) Von K. Gil, Kim Chul-Hwan, 176 S., 439 s/w-Fotos, 107 Zeichnungen, kart. ●●

Taekwondo perfekt 2
Die Formenschule vom Blau- bis zum Schwarzgurt
(**0976**-3) Von K. Gil, K. Chul-Hwan, 192 S., 461 s/w-Fotos, 112 Zeichnungen, kart. ●●

Taekwondo perfekt 3
(**1068**-0) Von K. Gil, K. Chul-Hwan, 200 S., 429 s/w-Fotos, kartoniert. ●●

Taekwondo
Koreanischer Kampfsport
(**0347**-1) Von K. Gil, 152 S., 408 Abbildungen, kartoniert. ●●

Ju-Jutsu als Wettkampf
(**0826**-0) Von G. Kulot, 168 S., 418 s/w-Fotos, 2 Zeichnungen, kart. ●●

Ju-Jutsu 1
Grundtechniken · Moderne Selbstverteidigung.
(**0276**-9) Von W. Heim, F. J. Gresch, 164 S., 450 s/w-Fotos, 8 Zeichn., kart. ●

Ju-Jutsu 2
für Fortgeschrittene und Meister.
(**0378**-1) Von W. Heim, F. J. Gresch, 160 S., 798 s/w-Fotos, kart. ●●

Ju-Jutsu 3
Spezial-, Gegen- und Weiterführungs-Techniken · Stockkampfkunst.
(**0485**-0) Von W. Heim, F. J. Gresch, 200 S., über 600 s/w-Fotos, kart. ●●

Aikido
Lehren und Techniken des harmonischen Weges.
(**0537**-7) Von R. Brand, 280 S., 697 Abb., kart. ●●

Hap Ki Do
Koreanische Selbstverteidigung nach dem Lehrsystem des Großmeisters.
(**0379**-X) Von Kim Sou Bong, 112 S., 152 Abb., kart. ●●

Dynamische Tritte
Grundlagen für den Zweikampf. (**0438**-9) Von C. Lee, 96 S., 398 s/w-Fotos, 10 Zeichnungen, kart. ●●

Selbstverteidigung
Abwehrtechniken für Sie und Ihn.
(**0853**-8) Von E. Deser, 96 S., 259 s/w-Fotos, kart. ●

Die Faszination athletischer Körper
Bodybuilding
mit Weltmeister Ralf Möller.
(**4281**-7) Von R. Möller, 128 S., 169 Farbfotos, 14 s/w-Fotos, 1 Farbzeichnung, Pappband. ●●●●

Ladyfitneß
Das neue Körperbewußtsein der Frau
Bodyshaping · Körperpflege · Ernährung · Entspannung
(**4433**-X) Von Prof. Dr. S. Starischka, B. Grabis, D. von Cramm, G. W. Kienitz, 128 S., 227 Farbfotos, Pappband. ●●●

Bodybuilding für Frauen
Wege zu Ihrer Idealfigur
(**0661**-6) Von H. Schulz, 112 S., 84 s/w-Fotos, 4 Zeichnungen, kart. ●

Fit mit Bodybuilding
(**2314**-6) Von L. Spitz, 112 S., 203 Farbabbildungen, 10 Tabellen. ●●

Bodybuilding
Anleitung zum Muskel- und Konditionstraining für sie und ihn
(**0604**-7) Von R. Smolana, 160 S., 171 s/w-Fotos, kartoniert. ●●

Leistungsfähiger durch Krafttraining
Eine Anleitung für Fitness-Sportler, Trainer und Athleten.
(**0617**-9) Von W. Kieser, 96 S., 20 s/w-Fotos, 62 Zeichnungen, kart. ●

Hanteltraining zu Hause
(**0800**-7) Von W. Kieser, 80 S., 71 s/w-Fotos, 4 Zeichnungen, kartoniert. ●

Fit und gesund
Fitneßtraining und Bodybuilding zu Hause. Trainingsprogramme für Ihr Wohlbefinden.
(**0782**-5) Von Prof. Dr. S. Starischka, 80 S., 100 Farbfotos, 3 Zeichnungen, kart. ●●

Optimale Ernährung
für Krafttraining und Bodybuilding.
(**0912**-7) Von B. Dahmen, 88 S., 8 Farbtafeln, 8 Zeichnungen, kart. ●

Fit mit Bio-Training
für Kraft, Ausdauer und Schnelligkeit.
(**2310**-3) Von L. Spitz, 112 S., 197 Farbfotos, 11 Farb- und 4 s/w-Zeichnungen, kart. ●●

Gesund und fit durch **Konditionstraining und Wirbelsäulengymnastik**
(**0844**-9) Von R. Milser und K. Grafe, 104 S., 99 Farbfotos, 12 Farbzeichnungen, 5 s/w-Zeichnungen, kart. ●●

Fit mit Tai Chi
als sanfte Körpererfahrung
(**2305**-7) Von B. u. K. Moegling, 112 S., 121 Farbfotos, 6 Farb-u. 4 s/w-Zeichnungen, kart. ●●

Isometrisches Training
Übungen für Muskelkraft und Entspannung.
(**0529**-6) Von L. M. Kirsch, 104 S., 150 s/w-Fotos, kart. ●●

Stretching
Mit Dehnungsgymnastik zu Entspannung, Geschmeidigkeit und Wohlbefinden.
(**0717**-5) Von H. Schulz, 80 S., 90 s/w-Fotos, kart. ●

Fit mit Stretching
(**2304**-9) Von B. Kurz, 96 S., 255 Farbfotos, kart. ●●

Gesund und fit durch Gymnastik
(**0366**-8) Von H. Pilss-Samek, 88 S., 130 Abb., kart. ●

Fit und frisch
Gymnastik für die ganze Familie
(**6501**-9) Von G. Sieber, 104 S., 306 Farbfotos, 5 Farbzeichnungen, kart., mit Audiokassette, Laufzeit 30 Min. ●●●

Fit mit Laufen
(**2315**-4) Von W. Sonntag, 96 S., 60 Farbfotos, 8 Farbzeichnungen, kart. ●●

Spaß am Laufen
Jogging für die Gesundheit
(**0470**-2) Von W. Sonntag, 140 S., 41 s/w-Fotos, 1 Zeichnung, kartoniert. ●

ZDF Sportjahrbuch 90
Rekorde · Siege · Schicksale · Ergebnisse
Die Höhepunkte der Fußball-WM
(**4481**-X) Hrsg. von Bernd Heller, 208 S., 245 Farbfotos und Tabellen, kart. ●●●

Skateboard
Material · Technik · Fahrpraxis
(**1104**-0) Von F. Böhm, M. Rieger, 96 S., 321 Farbabbildungen, kartoniert. ●●●

Fit mit Sportschießen
(**2312**-X) Von H. Gabelmann, 96 S., 44 Farbabbildungen, 3 s/w-Fotos, 19 s/w-Zeichnungen, kart. ●●

Fechten
Florett · Degen · Säbel.
(**0449**-4) Von E. Beck, 88 S., 185 Fotos, 10 Zeichnungen, kart. ●●

Fit mit Sportabzeichen
(**2307**-3) Von G. Hennige, 104 S., 107 Farbfotos, kart. ●●

Volleyball
Technik · Taktik · Regeln.
(**0351**-X) Von H. Huhle. 104 S., 330 Abb., kart. ●

Fit mit Volleyball
(**2302**-2) Von Dr. A. Scherer, 104 S., 27 Farb- und 1 s/w-Foto, 12 Farb- und 29 s/w-Zeichnungen, kart. ●●

Fit mit Fußball
(**2309**-X) Von H. Obermann, P. Walz, 112 S., 47 Farbfotos, 18 Farb- und 25 s/w-Zeichnungen, kart. ●●

Sepp Maier
Super-Torwart-Training
(**4451**-8) Von S. Maier, 168 S., 30 Farb- und 34 s/w-Fotos, 236 zweifarbige Zeichnungen, Pappband. ●●●

Fußball-Jahrbuch 90
Mit großem Sonderteil Fußball-WM
(**4489**-5) Hrsg. von H. Faßbender, 208 S., 310 Farbfotos und Tabellen, kart. ●●●

SportRegeln Fußball
Die offiziellen Regeln
Wissenswertes von A bis Z
(**1096**-6) 104 S., 36 s/w-Fotos, 27 Zeichnungen, kart. ●

Handball
Technik · Taktik · Regeln.
(**0426**-5) Von F. und P. Hattig, 128 S., 91 s/w-Fotos, 121 Zeichnungen, kart. ●●

Handball
Grundlagen für Training und Spiel
(**2321**-9) Von H.-P. Oppermann, 120 S., 39 Farbtafeln, 12 s/w-Fotos, 108 Farbzeichnungen, kartoniert. ●●

SportRegeln Handball
Die offiziellen Regeln
Wissenswertes von A bis Z
(**1099**-6) 88 S., 32 s/w-Fotos, 14 Zeichnungen, kart. ●

Tennis
Technik · Taktik · Regeln.
(**0375**-7) Von W. u. S. Taferner, 112 S., 81 Abb., kart. ●

SportRegeln Tennis
Die offiziellen Regeln
Wissenswertes von A bis Z
(**1097**-4) 88 S., 24 s/w-Fotos, 6 Zeichnungen, kart. ●

Tischtennis-Technik
Der individuelle Weg zu erfolgreichem Spiel.
(**0775**-2) Von M. Perger, 144 S., 296 Abb., kart. ●●

Badminton
Technik · Taktik · Training.
(**0699**-3) Von K. Fuchs, L. Sologub, 168 S., 51 Abb., kart. ●●

Fit mit Squash
(**2311**-1) Von P. Langhammer, R. Michna, 96 S., 86 Farbfotos, 13 Farbzeichn., kart. ●●

Squash
Ausrüstung · Technik · Regeln
(**0539**-3) Von D. von Horn, H.-D. Stünitz, 96 S., 55 s/w-Fotos, 25 Zeichnungen, kart. ●

SportRegeln Squash
Die offiziellen Regeln
Wissenswertes von A bis Z
(**1100**-8) 64 S., 11 s/w-Fotos, 23 Zeichnungen, kart. ●

Golf
Ausrüstung und Technik.
(**0343**-9) Von J. C. Jessop, übersetzt von H. Biemer, mit einem Vorwort von H. Krings, Präsident des Deutschen Golf-Verbandes, 96 S., 57 Abb., Anhang Golfregeln des DGV, kart. ●●

Eishockey
Lauf- und Stocktechnik, Körperspiel, Taktik, Ausrüstung und Regeln. (**0414**-1) Von J. Capla, 264 S., 548 s/w-Fotos, 163 Zeichnungen, kart. ●●

Pool-Billard
(**0484**-2) Herausgegeben vom Deutschen Pool-Billard-Bund. Von M. Bach, K.-W. Kühn, 104 S., 64 Abb., kart. ●

Tanzstunde
Das Welttanzprogramm leicht gelernt
(**4409**-2) Von G. Hädrich, 164 S., 489 s/w-Fotos, 63 Zeichnungen, Pappband. ●●●

Tanzen
(**2303**-0) Von K. Richter, H. Kleinow, 96 S., 102 Farbfotos, kart. ●●

Wir lernen Tanzen
(**0200**-9) Von E. Fern, 152 S., 119 s/w-Fotos, 47 Zeichnungen, kartoniert. ●●

Dancing
Moderne Discotänze: mit Mambo und Salsa
(**0977**-1) Von B. und F. Weber, 96 S., 207 s/w-Fotos, kart. ●●

Dirty Dancing
Step by Step leicht gelernt
(**0992**-5) Von D. Glück, G. Teusen, 80 S., 140 Farbfotos, kart. ●●

Anmutig und fit durch
Bauchtanz
(**0911**-9) Von Marta, 120 S., 229 Farbfotos, 6 s/w-Zeichnungen, kart. ●●

Sporttauchen
Theorie und Praxis des Gerätetauchens
(**0647**-0) Von S. Müßig, 144 S., 8 Farbtafeln, 35 s/w-Fotos, 89 Zeichnungen, kart. ●●

Fit mit Sporttauchen
(**2320**-0) Von Dr. F. Naglschmid, 112 S., 71 Farbfotos, 21 Zeichnungen, kart. ●●

Angelfischerei von Aal bis Zander
Fische · Geräte · Technik.
(**0324**-2) Von H. Oppel, 72 S., 16 Farbtafeln, 49 s/w-Abb., kart., ●●

Angeln
Kleine Fibel für den Sportfischer.
(**0198**-3) Von E. Bondick, 80 S., 4 Farbtafeln, 116 Abb., kart. ●

Fit mit
Surfen
(**2317**-3) Von H. Mönster, K.-H. Eden, B. Bohr, 104 S., 110 Farbfotos, 23 s/w-Zeichnungen, kartoniert. ●●

TELESKI
Skigymnastik perfekt
(**1037**-0) Von M. Vorderwülbecke, G. Kern, 120 S., 220 Farbfotos, 16 farbige Grafiken, 19 Farbzeichnungen, kartoniert. ●●

Fibel für Kegelfreunde
Sport- und Freizeitkegeln · Bowling
(**0191**-6) Von G. Bocsai, 72 S., 62 Abb., kart. ●

Fit mit Kegeln
(**2301**-4) Von G. Gromann, 96 S., 51 Farbfotos, 50 Farb- und 4 s/w-Zeichnungen, kart. ●●

111 spannende Kegelspiele
(**2031**-7) Von H. Regulski, 80 S., 53 Zeichnungen, kart. ●

Beliebte und neue
Kegelspiele
(**0271**-8) Von H. Regulski, 92 S., 62 Abbildungen, kartoniert. ●

Schach

Einführung in das Schachspiel
(**0104**-5) Von W. Wollenschläger und K. Colditz, 112 S., 116 Diagramme, kart. ●

Schach, das königliche Spiel
Von den Grundzügen zum strategischen Spiel.
(**1105**-9) Von T. Schuster, 192 S., 302 Diagramme, kart. ●●

Spielend Schach lernen
(**2002**-3) Von T. Schuster, 96 S., kartoniert. ●

Kinder- und Jugendschach
Offizielles Lehrbuch des Deutschen Schachbundes zur Erringung der Bauern-, Turm- und Königsdiplome.
(**0561**-X) Von B. J. Withuis, H. Pfleger, 144 S., 220 Zeichnungen und Diagramme, kart. ●●

Zug um Zug
Schach für jedermann 1
Offizielles Lehrbuch des Deutschen Schachbundes zur Erringung des Bauerndiploms.
(**0648**-9) Von H. Pfleger, E. Kurz, 80 S., 24 s/w-Fotos, 8 Zeichn., 60 Diagramme, kart. ●

Zug um Zug
Schach für jedermann 2
Offizielles Lehrbuch des Deutschen Schachbundes zur Erringung des Turmdiploms.
(**0659**-4) Von H. Pfleger, E. Kurz, 128 S., 7 s/w-Fotos, 13 Zeichnungen, 78 Diagramme, kart. ●

Zug um Zug
Schach für jedermann 3
Offizielles Lehrbuch des Deutschen Schachbundes zur Erringung des Königdiploms.
(**0728**-0) Von H. Pfleger, G. Treppner, 128 S., 4 s/w-Fotos, 84 Diagramme, 10 Zeichnungen, kart. ●●

Schach für Fortgeschrittene
Taktik und Probleme des Schachspiels
(**0219**-X) Von R. Teschner, 88 S., 85 Diagramme, kart. ●

Neue Schacheröffnungen
(**0478**-8) Von T. Schuster, 104 S., 100 Diagramme, kart. ●

Klassische Schacheröffnungen
(**1086**-9) Von T. Schuster, 144 S., zahlr. Diagramme, kart. ●●

Najdorf für Turnierspieler
Theorie und Praxis eines komplexen Eröffnungssystems. (**1121**-0) Von Dr. J. Nunn, 304 S., 202 Diagramme, kart. ●●●

Lehr-, Übungs- und Testbuch der
Schachkombinationen
(**0649**-7) Von K. Colditz, 184 S., 227 Diagramme, kartoniert. ●●

Erfolgreiche Schachlehre
Eröffnungs- und Mittelspielstrategie
(**0991**-7) Von D. Bronstein, 254 S., 201 Diagramme, Pappband. ●

Spaß am Kombinieren
(**1057**-5) Von A. Pötzsch, 192 S., 365 Diagramme, Pappband. ●●

Erfolgreich angreifen
Der Königsflügel im Visier
(**1058**-3) Von J. Neistadt, 192 S., 183 Diagramme, Pappband. ●●

Erfolgreich angreifen
Der Damenflügel und das Zentrum im Visier
(**1123**-7) Von J. Neistadt, 172 S., 163 Diagramme, Pappband. ●●

Sizilianisch siegen
durch die Kunst der Verteidigung
(**0990**-2) Von M. Taimanow, 160 S., 124 Diagramme, Pappband. ●●

Schach dem König
333 Kurzpartien unter 30 Zügen
(**1124**-5) Von A. Roismann, 272 S., 222 Diagramme, Pappband. ●●

Schnelle Schachsiege
Das meisterliche Gambitspiel
(**1038**-9) Von S. Samarian, 28 S., 125 Diagramme, kartoniert. ●●

Offizielles Lehrbuch des Deutschen Schachbundes
Das systematische Schachtraining
Trainingsmethoden, Strategien und Kombinationen.
(**0857**-0) Von Sergiu Samarian, 152 S., 159 Diagramme, 1 Zeichnung, kartoniert. ●●

Taktische Schachendspiele
(**0752**-3) Von J. Nunn, 208 S., 152 Diagramme, kart. ●●

Schachstrategie
Ein Intensivkurs mit Übungen und ausführlichen Lösungen.
(**0584**-9) Von A. Koblenz, dt. Bearb. von K. Colditz, 212 S., 240 Diagramme, kart. ●●

Schachtraining mit den Großmeistern
(**0670**-5) Von H. Bouwmeester, 128 S., 90 Diagramme, kart. ●●

So denkt ein Schachmeister
Strategische und taktische Analysen.
(**0915**-1) Von H. Pfleger, G. Treppner, 120 S., 75 Diagramme, kart. ●●

Schach als Kampf
Meine Spiele und mein Weg.
(**0729**-9) Von G. Kasparow, 144 S., 95 Diagramme, 9 s/w-Fotos, kart. ●●

Kasparows Schacheröffnungen
(**1021**-4) Von O. Borik, 136 S., 16 s/w-Fotos, kartoniert. ●●

Schach-WM 1990
Kasparow-Karpow
(**1122**-9) Von O. Borik, Dr. H. Pfleger, 136 S., zahlreiche Diagramme, kartoniert. ●●

Mensch und Gesundheit

Der moderne Ratgeber
Wir werden Eltern
Schwangerschaft · Geburt · Erziehung des Kleinkindes.
(**4269**-8) Von B. Nees-Delaval, 376 S., 335 2-farbige Abb., Pappband. ●●●●

Wenn Sie ein Kind bekommen
(**4003**-2) Von U. Klamroth, Dr. med. H. Oster, 240 S., 86 s/w-Fotos, 30 Zeichnungen, kartoniert. ●●●

Wenn der Mensch zum Vater wird
Ein heiter-besinnlicher Ratgeber
(**4259**-0) Von D. Zimmer, 160 S., 20 Zeichnungen, Pappband. ●●●

Vorbereitung auf die Geburt und
Schwangerschaftsgymnastik
Atmung, Rückbildungsgymnastik.
(**0251**-3) Von S. Buchholz, 112 S., 98 s/w-Fotos, kartoniert. ●

Die Kunst des Stillens
nach neuesten Erkenntnissen (**0701**-9) Von Prof. Dr. med. E. Schmidt, S. Brunn, 112 S., 20 Fotos und Zeichnungen, kart. ●

Das Babybuch
Pflege · Ernährung · Entwicklung
(**0531**-8) Von A. Burkert, 96 S., 76 zweifbg. Zeichnungen, 22 s/w-Zeichnungen, kart. ●●

Babyfitneß
Massage, Spiele, Gymnastik und Schwimmen für Kinder im 1. Lebensjahr
(**1034**-6) Von G. Zeiß, 112 S., 179 zweifarbige Illustrationen, kartoniert. ●●

Wenn Kinder krank werden
Medizinischer Ratgeber für Eltern
(**4240**-X) Von Dr. med. I. J. Chasnoff, B. Nees-Delaval, 232 S., 163 Zeichnungen, Pappband. ●●●

Keinen Mann um jeden Preis
Das neue Selbstverständnis der Frau in der Partnerbeziehung
(**4440**-2) Von Shere Hite, Kate Colleran, 208 S., Pappband. ●●●

Total verknallt ... und keine Ahnung?
Alles über Liebe, Sex und Zärtlichkeit
(**1024**-9) Von H. Bruckner, R. Rathgeber, 104 S., 38 Abbildungen, kartoniert. ●●

Sinnliche Liebe
Sex und Partnerschaft
(**4436**-4) Von Dr. A. Stanway, 160 S., 60 vierfarbige Illustrationen, Pappband. ●●●●

Streicheleinheiten für Körper und Seele
Partnermassage
(**4444**-5) Von Chr. Unseld-Baumanns, 136 S., 145 Farbfotos, Pappband. ●●●●

Bildatlas des menschlichen Körpers
(**4177**-2) Von G. Pogliani, V. Vannini, 112 S., 402 Farbabb., 28 s/w-Fotos, Pappband. ●●●

Nahrungsmittelallergien
So ernähren Sie sich richtig!
(**0913**-5) Von Priv.-Doz. Dr. med. Dr. med. habil. J. von Mayenburg, Prof. Dr. med. Dr. phil. S. Borelli, E. Polster, 136 S., kart. ●●

Arteriosklerose
Risikofaktoren/Vorbeugung/Therapie
Richtige Ernährung bei erhöhtem Cholesterinspiegel.
(**1020**-6) Von Prof. Dr. med. G. Assmann, Dr. troph. U. Wahrburg, 192 S., 84 farb. Abb., 4 s/w-Zeichnungen, kartoniert. ●●●

Asthma
Pseudokrupp, Bronchitis und Lungenemphysem
Krankheitsbilder · Diagnose · Therapie
(**1126**-1) Von Prof. Dr. med. W. Schmidt, S. Ertelt, 152 Seiten, 110 zweifarbige Zeichnungen, kartoniert. ●●●

Asthma
Pseudokrupp, Bronchitis und Lungenemphysem. (**0778**-7) Von Prof. Dr. med. W. Schmidt, 120 S., 56 Zeichnungen, kart. ●

Gallenleiden
Krankheitsbilder, Behandlung, Therapieverfahren, Selbstbehandlung. Richtige Lebensführung und Ernährung.
(**0673**-X) Von Dr. med. K. Steffens, 104 S., 34 Zeichnungen, kartoniert. ●

Diabetes
Krankheitsbild, Therapie, Kontrollen, Schwangerschaft, Sport, Urlaub, Alltagsprobleme. Neueste Erkenntnisse der Diabetesforschung. (**0895**-3) Von Dr. med. H. J. Krönke, 120 S., 4 Farbtafeln, 14 s/w-Fotos, 13 s/w-Zeichnungen, kartoniert. ●

Krampfadern
Ursachen, Vorbeugung, Selbstbehandlung, Therapieverfahren. (**0727**-2) Von Dr. med. K. Steffens, 112 S., 38 Abb., kartoniert. ●

Das moderne Hausbuch der Naturheilkunde
Neueste Erkenntnisse der Ganzheitsmedizin von Akupressur bis Zelltherapie.
(**4403**-8) Von G. Leibold, 448 S., 263 Farbzeichn., 15 s/w-Fotos, Pappband. ●●●●●

Naturkosmetik
Die Grundlagen gesunder und natürlicher Hautpflege.
(**1080**-X) Von N. E. Haas, 120 S., 63 Farbabb., kartoniert. ●●

Die sanfte Art des Heilens
Homöopathie
Praktische Anwendung und Arzneimittellehre
(**4418**-X) Von J. H. P. Kreuter, 216 S., 49 Zeichnungen, Pappband. ●●●

Aromatherapie
Gesundheit und Entspannung durch ätherische Öle.
(**1131**-8) Von K. Schutt, 96 S., 40 zweifarbige Abbildungen, kartoniert. ●●

Heilatmen
Ein Weg zu Lebenskraft und innerer Harmonie
(**1047**-8) Von K. Schutt, 112 S., 57 zweifarbige Abb., kartoniert. ●●●

Wetterfühligkeit
Vorbeugen und behandeln
Der Einfluß von Wetter und Klima auf Körper und Psyche.
(**0998**-4) Von Dipl.-Met. H. Trenkle, fachl. Beratung Prof. Dr. V. Faust, 120 S., 8 Farbtafeln, 31 zweifarbige Abbildungen und Tabellen, kartoniert. ●●

Bewährte Naturheilverfahren bei
Herz-Kreislauf-Erkrankungen
(**1084**-2) Von Dr. med. O. Wolff, G. Leibold, 104 S., kartoniert. ●

Krebsangst und Krebs behandeln
Mit einem Vorwort von Prof. Dr. med. Friedrich Douwes.
(**0839**-2) Von G. Leibold, 104 S., kartoniert. ●

Bewährte Naturheilverfahren bei
Krebs
(**1082**-6) Hrsg. H.-R. Heiligtag, 88 S., kartoniert. ●

Heilen mit Blütenenergien
nach Dr. Bach
(**1141**-5) Von J. Wenzel, ca. 96 S., kart. ●

Bewährte Naturheilverfahren bei
Migräne und Schlafstörungen
(**1081**-8) Von G. Leibold, Dr. med. H. Chr. Scheiner, 112 S., kartoniert. ●

Gesunder Schlaf
Schlafstörungen ohne Medikamente erfolgreich behandeln.
(**1036**-2) Von D. H. Alke, 88 S., 22 s/w-Abb., mit Audiokassette, kartoniert. ●●●

Natürliche Behandlungsmethoden bei
Rückenschmerzen
Massage · Gymnastik · Entspannung
(**4447**-X) Von Prof. Dr. med. H. Hess, K. Eder, H.-J. Montag, K. Schutt, 152 S., 168 Farbabbildungen, Pappband. ●●●

Bewährte Naturheilverfahren bei
Rückenschmerzen
mit Spezialthema Alta-Major-Methode
(**1140**-7) Von G. Leibold, ca. 96 S., kart. ●

Rheuma behandeln und lindern
Mit einem Vorwort von Dr. med. Max-Otto Bruker.
(**0836**-8) Von G. Leibold, 96 S., kartoniert. ●

Besser sehen durch Augentraining
Ein Gesundheitsprogramm zur Verbesserung des Sehvermögens.
(**0914**-3) Von K. Schutt, B. Rumpler, 96 S., 32 s/w-Zeichnungen, kartoniert. ●

Allergien behandeln und lindern
Mit einem Vorwort von Prof. Dr. med. Axel Stemmann.
(**0840**-6) Von G. Leibold, 96 S., 4 Zeichnungen, kartoniert. ●

Enzyme
Vitalstoffe für die Gesundheit
(**0677**-2) Von G. Leibold, 96 S., kartoniert. ●

Kneippkuren zu Hause
(**0779**-5) Von G. Leibold, 112 S., 25 Zeichnungen, kartoniert. ●

Besser leben durch Fasten
(**0841**-4) Von G. Leibold, 96 S., kartoniert. ●

Die echte Schroth-Kur
(**0797**-3) Von Dr. med. R. Schroth, 88 S., 2 s/w-Fotos, kartoniert. ●

Massagetechniken und Heilanzeigen
Reflexzonentherapie
(**4404**-6) Von G. Leibold, 128 S., 53 Farbzeichnungen, Pappband. ●●●

Akupressur zur Eigenbehandlung
(**0417**-6) Von G. Leibold, 112 S., 78 Abb., kartoniert. ●

Chinesische Punktmassage
Akupressur
(**4419**-4) Von F.T. Lie, 192 S., 332 zweifarbige Abb., Pappband. ●●●●

Shiatsu-Massage
Harmonisierung der Energieströme im Körper
(**0615**-2) Von G. Leibold, 196 S., 180 Abb., kartoniert. ●●●

Fußsohlenmassage
Heilanzeigen · Technik · Selbsthilfe
(**0714**-0) Von G. Leibold, 96 S., 38 Zeichnungen, kartoniert. ●

Entspannung und Schmerzlinderung durch
Massage
(**0750**-7) Von B. Rumpler, K. Schutt, 112 S., 116 zweifarbige Zeichnungen, kart. ●

Entspannung
(**0834**-1) Von Dr. med. Chr. Schenk, 88 S., 29 Zeichnungen, kart. ●

Erfolg und Lebensfreude durch
Autogenes Training und Psychokybernetik
(**1035**-4) Von D. H. Alke, 80 S., 2 s/w-Zeichnungen, mit Audiokassette, kartoniert. ●●●

Hypnose und Autosuggestion
Methoden · Heilwirkungen · praktische Beispiele. (**0483**-4) Von G. Leibold, 120 S., 9 Illustrationen, kart. ●

Chinesisches Schattenboxen
Tai-Ji-Quan
für geistige und körperliche Harmonie
(**0850**-3) Von F.T. Lie, 120 S., 221 s/w-Fotos, 9 s/w-Zeichnungen, Beilage: 1 s/w-Poster mit zahlreichen Abbildungen, kart. ●●

Yoga
Weg zur Harmonie
(**4417**-8) Von A. Harf, W. von Rohr, 176 S., 171 Farbfotos, 12 s/w-Zeichnungen, Pappband. ●●●●

Yoga gegen Haltungsschäden und Rückenschmerzen
(**0394**-3) Von A. Raab, 104 S., 215 Abb., kartoniert. ●

Neue Rezepte für **Diabetiker-Diät**
Vollwertig · abwechslungsreich · kalorienarm.
(**0418**-4) Von M. Oehlrich, 96 S., 8 Farbtafeln, kartoniert. ●

Diät bei Herzkrankheiten und Bluthochdruck
Rezeptteil von B. Zöllner.
(**3202**-1) Von Prof. Dr. med. H. Rottka, 92 S., 4 Farbtafeln, kartoniert. ●●

Diät bei Erkrankungen der Nieren, Harnwege und bei Dialysebehandlung
Rezeptteil von B. Zöllner.
(**3203**-X) Von Prof. Dr. med. Dr. h. c. H. J. Sarre und Prof. Dr. med. R. Kluthe, 96 S., 33 Farbfotos, 1 s/w-Zeichnung, kartoniert. ●●

Richtige Ernährung wenn man älter wird
Rezeptteil von B. Zöllner.
(**3204**-8) Von Prof. Dr. med. H.-J. Pusch, 96 S., 36 Farbfotos und 3 s/w-Zeichnungen, kartoniert. ●●

Diät bei Darmkrankheiten
Durchfall · Divertikulose, Reizdarm und Darmträgheit · einheimische Sprue (Zöllakie) · Disaccharidasemangel · Dünndarmresektion · Dumping Syndrom, Rezeptteil von B. Zöllner. (**3211**-0) Von Prof. Dr. med. G. Strohmeyer, 88 S., 4 Farbtafeln, kartoniert. ●●

Diät bei Gicht und Harnsäuresteinen
Rezeptteil von B. Zöllner.
(**3205**-6) Von Prof. Dr. med. N. Zöllner, 112 S., 35 Farbtafeln, kartoniert. ●●

Diät bei Zuckerkrankheit
Rezeptteil von B. Zöllner. (**3206**-4) Von Prof. Dr. med. P. Dieterle, 112 S., 42 Farbfotos, 4 vierfarbige Vignetten, 1 s/w-Zeichnung, kartoniert. ●●

Diät bei Störungen des Fettstoffwechsels und zur Vorbeugung der Arteriosklerose
Rezeptteil von B. Zöllner.
(**3208**-0) Von Prof. Dr. med. G. Wolfram, 104 S., 32 Farbfotos, kartoniert. ●●

Ballaststoffreiche Kost bei Funktionsstörungen des Darms
Rezeptteil von B. Zöllner.
(**3212**-9) Von Prof. Dr. med. H. Kasper, 96 S., 34 Farbfotos, 1 s/w-Foto, kart. ●●

Diät bei Krankheiten des Magens und Zwölffingerdarms
Rezeptteil von B. Zöllner.
(**3201**-3) Von Prof. Dr. med. H. Kaess, 96 S., 35 Farbfotos, 1 s/w-Zeichnung, kartoniert. ●●

Diät bei Krankheiten der Gallenblase, Leber und Bauchspeicheldrüse
Rezeptteil von B. Zöllner.
(**3207**-2) Von Prof. Dr. med. H. Kasper, 88 S., 35 Farbfotos, 1 s/w-Zeichnung, kart. ●●

Diät bei Übergewicht
Rezeptteil von B. Zöllner.
(**3209**-9) Von Prof. Dr. med. Ch. Keller, 104 S., 42 Farbfotos, 3 s/w-Zeichnungen, kart. ●●

Garten und Tiere

Garten heute
Der moderne Ratgeber · Über 1000 Farbbilder. (**4283**-3) Von H. Jantra, 384 S., über 1000 Farbabb., Pappband. ●●●●

Helmut Jantras Gartenbuch
Obst · Gemüse · Blumen
(**4522**-0) Von H. Jantra, 200 S., 395 Farbfotos, 123 Farbzeichnungen, 25 Tabellen, Pappband. ●●

1000 ganz bewährte Garten-Tips
(**4453**-4) Von H. Jantra, 320 S., 288 zweifarbige und 62 s/w-Zeichnungen, Pappband. ●●●

Obst, Gemüse, Blumen, Gras
Gärtnern macht den Kindern Spaß
(**4517**-4) Von U. Krüger, 96 S., 85 Farbfotos, 180 Farbzeichnungen, Pappband. ●●

Rosen
Auswahl · Pflege · Gestaltung
(**1183**-0) Von H. Jantra, 120 S., 200 Farbfotos, 20 Farbzeichnungen, 8 Bepflanzungspläne, kartoniert. ●●

Erfolgstips für den Obstgarten
Gesunde Früchte durch richtige Sortenwahl und Pflege.
(**0827**-9) Von F. Mühl, 184 S., 16 Farbtafeln, 33 Zeichnungen, kartoniert. ●●

Erfolgstips für den Gemüsegarten
Mit naturgemäßem Anbau zu höherem Ertrag. (**0674**-8) Von F. Mühl, 80 S., 30 s/w-Fotos, 4 Zeichnungen, kartoniert. ●

Mischkultur im Nutzgarten
Mit Jahreskalender und Anbauplänen.
(**0651**-9) Von H. Oppel, 112 S., 8 Farbtafeln, 23 s/w-Fotos, 29 Zeichnungen, kart. ●

Obstgehölze sachgemäß schneiden
(**1127**-X) Von P. G. Wilhelm, ca. 128 S., ca. 50 zweifarbige und 200 s/w-Zeichnungen, kartoniert. ●●

Erfolgstips für den Ziergarten
Schmuckpflanzen und Rasen richtig pflegen.
(**0930**-5) Von F. Mühl, 156 S., 12 Farbtafeln, 26 s/w-Zeichnungen, kartoniert. ●●

Erfolgreich gärtnern mit
Frühbeet und Folie
(**0828**-7) Von Dr. Gustav Schoser, 88 S., 8 Farbtafeln, 46 s/w-Fotos, kartoniert. ●

Gesunde Zierpflanzen im Garten
Krankheiten erkennen und behandeln.
Mit neuem Diagnose-System.
(**4429**-1) Von Prof. Dr. G. Stelzer, 208 S., 456 Farbfotos, 5 s/w- und 5 Farbzeichnungen, Pappband. ●●●●

Erfolgreich gärtnern
durch naturgemäßen Anbau
(**4252**-3) Von I. Gabriel, 416 S., 176 Farbfotos, 212 Farbzeichnungen, Pappband. ●●●

Aktion Garten ohne Gift
Gesunde Umwelt durch natürlichen Pflanzenschutz.
Ein Praxis-Handbuch von E. Hoplitschek u. B. M. Tegethoff. (**4425**-9) 176 S., 250 Farbfotos, 35 Farb- und 29 s/w-Zeichn., Pappband. ●●●●

Neuanlage eines Biogartens
Planung, Bodenvorbereitung, Gestaltung
(**0721**-3) Von I. Gabriel, 128 S., 73 Farbfotos, 39 Zeichnungen, kartoniert. ●●

Gesunde Pflanzen im Biogarten
Biologische Maßnahmen bei Schädlingsbefall und Pflanzenkrankheiten.
(**0707**-8) Von I. Gabriel, 128 S., 126 Farbfotos, kartoniert. ●●

Obst und Beeren im Biogarten
Gesunde und schmackhafte Früchte durch natürlichen Anbau. (**0780**-9) Von I. Gabriel, 128 S., 109 Farbabb., kartoniert. ●●

Gemüse im Biogarten
Gesunde Ernte durch natürlichen Anbau
(**0830**-9) Von I. Gabriel, 128 S., 26 Farbfotos, 86 Farbzeichnungen, kartoniert. ●●

Kräuter und Heilpflanzen im Biogarten
Gesunde Ernte durch natürlichen Anbau
(**0929**-1) Von I. Gabriel, 112 S., 63 Farbfotos, 19 Farbzeichnungen, kartoniert. ●●

Der biologische Zier- und Wohngarten
Planen, Vorbereiten, Bepflanzen und Pflegen
(**0748**-5) Von I. Gabriel, 128 S., 72 Farbfotos, 46 Farbzeichnungen, kartoniert. ●●

Kosmische Einflüsse auf unsere Gartenpflanzen
Sterne beeinflussen Wachstum und Gesundheit der Pflanzen. (**0708**-6) Von I. Gabriel, 112 S., 100 Farbabb., kartoniert. ●●

Natürlich gärtnern unter Glas und Folie
Anbauen und ernten rund ums Jahr
(**0722**-1) Von I. Gabriel, 128 S., 62 Farbfotos, 45 Farbzeichnungen, kartoniert. ●●

Dekorative Kübelpflanzen
Auswahl und Pflege
(**1074**-5) Von H. Jantra, 112 S., 180 Farbfotos, 35 Farbzeichnungen, kartoniert. ●●

Blütenpracht auf Balkon und Terrasse
(**0928**-3) Von M. Haberer, 88 S., 139 Farbfotos, kartoniert. ●●

Gemüse, Kräuter, Obst aus dem Balkongarten
Erfolgreich ernten auf kleinstem Raum
(**0694**-2) Von S. Stein, 32 S., 34 Farbfotos, 6 Zeichnungen, Spiralbindung, kart. ●

Gestaltungsideen für
Schöne Gärten
(**4482**-8) Von H. Jantra, 168 S., 309 Farbfotos, 3 s/w-Fotos, Pappband. ●●●●●

Kleingärten
Planen · Anlegen · Pflegen
(**1015**-X) Von H. Jantra, 88 S., 123 Farbfotos, 1 s/w-Foto, 14 Farbzeichnungen, kart. ●●

Reihenhausgärten
Planen · Anlegen · Pflegen
(**1016**-8) Von H. Jantra, 104 S., 134 Farbfotos, 45 Farbzeichnungen, kart. ●●

Steingärten Wirkungsvoll gestalten und sachgerecht pflegen
(**4452**-6) Von A. Throll-Keller, 128 S., 203 Farbfotos, 56 Farbzeichnungen, Pappband. ●●●●

Gartenteiche, Tümpel und Weiher
naturnah anlegen und pflegen
(**1073**-7) Von Dr. F. Liedl, H. Goos, 80 S., 87 Farbfotos, 39 Farbzeichnungen, kart. ●●

Wasser im Garten
Von der Vogeltränke zum Naturteich · Natürliche Lebensräume selbst gestalten.
(**4230**-2) Von H. Hendel, P. Keßeler, 240 S., 315 Farbabb., 11 s/w-Fotos, Pappband. ●●●●●

Mein kleiner Gartenteich
planen – anlegen – pflegen
(**0851**-1) Von I. Polascheck, 144 S., 108 Farbabb., 6 s/w-Zeichnungen, kart. ●●

Pflanzen und Tiere für den Gartenteich
(**1171**-7) Von W. Costa, 128 S., 169 Farbfotos, 40 Farbzeichnungen, 8 Bepflanzungspläne, kartoniert. ●●

Häuser in lebendigem Grün
Fassaden und Dächer mit Pflanzen gestalten
(**0846**-5) Von U. Mehl, K. Werk, 88 S., 116 Farbfotos, 4 Farb- und 17 s/w-Zeichnungen, kartoniert. ●●

Wintergärten
Das Erlebnis, mit der Natur zu wohnen. Planen, Bauen und Gestalten.
(**4256**-6) Von LOG ID, 136 S., 130 Farbfotos, 107 Zeichnungen, Pappband. ●●●●

Rund ums Jahr erfolgreich gärtnern
Gewächshäuser
planen · bauen · einrichten · nutzen
(**4408**-9) Von Dr. G. Schoser, J. Wolff, 232 S., 368 Farbabb., 5 s/w-Fotos, Pappband. ●●●●●

Ziergräser
Über 100 Arten erfolgreich kultivieren
(**0829**-5) Von H. Jantra, 104 S., 73 Farbfotos, 6 Farbzeichnungen, kartoniert. ●●

Das moderne Handbuch **Zimmerpflanzen**
(**4416**-X) Von H. Jantra, 304 S., 766 Farbfotos, 64 Farb- und 19 s/w-Zeichnungen, Pappband. ●●●●

365 Erfolgstips für schöne Zimmerpflanzen
(**0893**-7) Von H. Jantra, 144 S., 215 Farbfotos, kartoniert. ●●

Dekorative Blattpflanzen
Auswahl und Pflege
(**1128**-8) Von H. Jantra, 128 S., 198 Farbfotos, 20 Farbzeichnungen, kartoniert. ●●

Prof. Stelzers grüne Sprechstunde
Gesunde Zimmerpflanzen
Krankheiten erkennen und behandeln. Mit neuem Diagnosesystem.
(**4274**-4) Von Prof. Dr. G. Stelzer, 192 S., 410 Farbfotos, 10 s/w-Zeichnungen, Pappband. ●●●●

Hydrokultur
Pflanzen ohne Erde – mühelos gepflegt.
(**0944**-5) Von H.-A. Rotter, 144 S., 167 Farbfotos, 13 Farbzeichnungen, kart. ●●

Bonsai Japanische Miniaturbäume und Miniaturlandschaften. Anzucht, Gestaltung und Pflege.
(**4091**-1) Von B. Lesniewicz, 160 S., 106 Farbfotos, 46 s/w-Fotos, 115 Zeichnungen, gebunden. ●●●●●

Fibel für Kakteenfreunde
(**0199**-1) Von H. Herold, 102 S., 23 Farbfotos, 37 s/w-Abb., kartoniert. ●

Grzimek Juniors **BUNTE TIERWELT**
(**4295**-7) Von Chr. Grzimek, 208 S., 308 Farbfotos, Pappband. ●●●

Hunde
Rassen · Ausbildung · Pflege · Zucht
(**4118**-7) Von H. Bielfeld, 192 S., 222 Farb- und 73 s/w-Abb., Pappband. ●●●●

Das neue Hundebuch
Rassen · Aufzucht · Pflege
(**0009**-X) Von W. Busack, überarbeitet von Dr. med. vet. A. H. Hacker und H. Bielfeld, 112 S., 8 Farbtafeln, 27 s/w-Fotos, 6 Zeichnungen, kartoniert. ●

Alles über Dackel, Teckel und Dachshunde
(**1079**-6) Von M. Wein-Gysae, 80 S., 46 Farbfotos, 2 zweifarbige Zeichnungen, kart. ●●

Hundeausbildung
Verhalten · Gehorsam · Ausbildung
(**0346**-3) Von R. Menzel, 88 S., 26 Fotos, kartoniert. ●

Grundausbildung für Gebrauchshunde
Schäferhund, Boxer, Rottweiler, Dobermann, Riesenschnauzer, Airedaleterrier, Hovawart und Bouvier.
(**0801**-5) Von M. Schmidt und W. Koch. 104 S., 8 Farbtafeln, 51 s/w-Fotos, 5 s/w-Zeichnungen, kartoniert. ●

Der Hund in der Familie
(**1014**-1) Von J. Werner, 128 S., 106 Farbfotos, kartoniert. ●●

Der Deutsche Schäferhund
(**1091**-5) Von U. Förster, 112 S., 47 Farbzeichnungen, 2 s/w-Fotos, kartoniert. ●●

Der Deutsche Schäferhund
Aufzucht, Pflege und Ausbildung
(**0073**-1) Von A. Hacker, 104 S., 56 Abbildungen, kartoniert. ●

Alles über junge Hunde
(**0863**-5) Von Dr. med. vet. E. M. Bartenschlager, 64 S., 49 Farbfotos, 6 Zeichnungen, kartoniert. ●

Richtige Hundeernährung
(**0811**-2) Von Dr. med. vet. E. M. Bartenschlager, 80 S., 51 Farbfotos, 4 Farbzeichn., kartoniert. ●

Hundekrankheiten
(**1077**-X) Von Dr. med. vet. R. Spangenberg, 96 S., 44 Farb- und 1 s/w-Foto, 22 Farbzeichnungen, kartoniert. ●●

Von Ajax bis Zamperl
Die beliebtesten Hunde-Namen
(**1174**-1) Von H.-J. Schließke, ca. 80 S., kartoniert. ●

Katzen
Rassen · Verhalten · Pflege · Zucht
(**4158**-6) Von B. Gerber, 176 S., 294 Farb- und 88 s/w-Fotos, Pappband. ●●●●

Das neue Katzenbuch
Rassen · Aufzucht · Pflege.
(**0427**-3) Von B. Eilert-Overbeck, 120 S., 14 Farbfotos, 26 s/w-Fotos, kartoniert. ●

Katzenkrankheiten
erkennen und behandeln
(**1078**-8) Von Dr. med. vet. R. Spangenberg, 104 S., 40 Farbfotos und 11 Farbzeichnungen, kartoniert. ●●

Junge Katzen
(**0862**-7) Von Dr. med. vet. E. M. Bartenschlager, 72 S., 40 Farbfotos, 4 Farbzeichnungen, kartoniert. ●

Pferde
(**4186**-1) Von H. Werner, 176 S., 196 Farb- und 50 s/w-Fotos, 100 Zeichnungen, Pappband. ●●●●

Reiten im Bild
(**0415**-X) Von H. Werner, 128 S., 142 Farbfotos, 107 Farbzeichnungen, kartoniert. ●●

Der Hobby-Imker
(**0978**-X) Von Dr. R. F. A. Moritz, 144 S., 106 zweifarbige Zeichnungen, kartoniert. ●●

Geflügelhaltung als Hobby
(**0749**-3) Von M. Baumeister, H. Meyer, 184 S., 8 Farbtafeln, 47 s/w-Fotos, 15 zweifarbige Zeichnungen, kartoniert. ●●

Sittiche und kleine Papageien
(**0864**-3) Von Dr. med. vet. E. M. Bartenschlager, 88 S., 84 Farbfotos, 9 Zeichnungen, kartoniert. ●

Alles über Wellensittiche
(**1129**-6) Von H. Bielfeld, 64 S., 53 Farbfotos, 3 Zeichnungen, kartoniert. ●●

Alles über Kanarienvögel
(**0901**-1) Von H. Schnoor, 64 S., 58 Farbfotos und Zeichnungen, kartoniert. ●

Die Tiersprechstunde
Artgerechte Vogelfütterung im Winter
(**0908**-9) Von Dr. W. Keil, 64 S., 51 Farbfotos und Zeichnungen, kartoniert. ●

Süßwasser-Aquarium
(**4191**-8) Von H. J. Mayland, 288 S., 564 Farbfotos, 75 Zeichnungen, Pappband. ●●●●●

Die Tiersprechstunde
Gesunde Fische im Süßwasseraquarium
(**1013**-3) Von H. J. Mayland, 96 S., 73 Farbfotos, 10 Zeichnungen, kartoniert. ●

Tiere im Wassergarten
(**0808**-2) Von Dr. med. vet. E. M. Bartenschlager, 96 S., 84 Farbfotos, 7 Zeichnungen, kartoniert. ●●

Die Tiersprechstunde
Alles über Zwerg- und Goldhamster
(**1012**-5) Von M. Mettler, 96 S., 96 Farbfotos kartoniert. ●

Alles über Chinchillas und Degus
(**1130**-X) Von M. Mettler, 96 S., 80 Farbfotos 3 Zeichnungen, kartoniert. ●●

Alles über Meerschweinchen
(**0809**-0) Von Dr. med. vet. E. M. Bartenschlager, 72 S., 43 Farbfotos, 11 Farbzeichnungen, kartoniert. ●

Alles über Igel in Natur und Haus
(**0810**-4) Von Dr. med. vet. E. M. Bartenschlager, 68 S., 51 Farbfotos, kartoniert. ●

Alles über Zwergkaninchen
(**1075**-3) Von M. Mettler, 64 S., 52 Farbfotos kartoniert. ●

Reise

Vom Morgenland ins Reich der Sonnengöttin
Lebensbilder aus dem Nahen und Fernen Osten. (**4449**-6) Von J. Schneider, H. Schoen 160 S., 266 Farbfotos, 1 farbige Karte, Pappband. ●●●●

Traumreisen
Unterwegs auf den schönsten Straßen der Welt. (**4468**-2) Von T. Pehle, 192 S., 288 Farbfotos, 12 Zeichnungen, Pappband. ●●●●

Streifzüge durch die deutsche Kulturgeschichte
(**4490**-9) Von L. von Saalfeld, Dr. D. Kreidt, U. Stöckel, A. Hürmer, 208 S., über 100 Farbfotos, 52 Lagepläne, Pappband. ●●●

Der Metternich 90/91
Die besten Adressen für Feinschmecker in Deutschland. (**4488**-7) Hrsg. von P. A. Fürst von Metternich-Winneburg, bearbeitet von C Arius, 464 S., 366 Farbfotos, 5 Übersichtskarten, Pappband. ●●●●

Berlin
Die neue Metropole
(**1145**-8) Von R. Mader, 96 S., 116 Farbfotos, 15 hist. Landschafts- und Städteabbildungen 1 Stadtplan, kartoniert. ●●

An der Ostseeküste in Mecklenburg
(**1137**-7) Von R. Mader, 96 S., 94 Farbfotos, 18 hist. Städte- und Landschaftsabbildungen kartoniert. ●●

Der Thüringer Wald und die Dichterstädte
(**1135**-0) Von R. Mader, 96 S., 95 Farbfotos, 17 hist. Landschafts- und Städteabbildungen kartoniert. ●●

Der Harz
(**1144**-X) Von R. Mader, 96 S., 100 Farbfotos 17 hist. Städte- und Landschaftsabbildungen kartoniert. ●●

Dresden
Barockperle an der Elbe
(**1134**-2) Von R. Mader, 96 S., 97 Farbfotos, 13 hist. Landschafts- und Städteabbildungen 1 s/w-Foto, 1 aufklappbarer Stadtplan, kart. ●●

Vom Spreewald zur Lausitz
(**1136**-9) Von R. Mader, 96 S., 95 Farbfotos, 11 hist. Landschafts- und Städteabbildungen, 1 Panoramakarte, kartoniert. ●●

FALKEN Video
Reiseziel DDR
(**6061**-0) VHS, ca. 60 Minuten, in Farbe, Kompaktreiseführer mit Panoramakarte im Taschenformat. ●●●●*

FALKEN Video
Reiseziel Berlin
(**6067**-X) VHS, ca. 60 Minuten, in Farbe, Kompaktreiseführer mit Panoramakarte im Taschenformat. ●●●●●*

FALKEN Video
Reiseziel Ostseeküste DDR
(**6062**-9) VHS, ca. 60 Minuten, in Farbe, Kompaktreiseführer mit Panoramakarte im Taschenformat. ●●●●●*

FALKEN Video
Reiseziel USA
Der Südwesten mit LAS VEGAS und den schönsten Sehenswürdigkeiten in den ROCKY MOUNTAINS.
(**6055**-6) VHS, ca. 60 Minuten, in Farbe, Kompaktreiseführer mit Panoramakarte im Taschenformat. ●●●●●*

FALKEN Video
Info-Tour USA
Die Highlights aus dem FALKEN Reiseprogramm New York, Kalifornien, Florida und USA Süd-West.
(**6060**-2) VHS, ca. 30 Minuten, in Farbe. ●*

FALKEN Video
Reiseziel New York
(**6048**-3) VHS, ca. 60 Minuten, in Farbe, mit Begleitbroschüre. ●●●●●*

FALKEN Video
Reiseziel Florida
(**6054**-8) VHS, ca. 60 Minuten, in Farbe, Kompaktreiseführer mit Panoramakarte im Taschenformat. ●●●●●*

FALKEN Video
Reiseziel Kalifornien
San Francisco und die schönsten Ziele in Kalifornien.
(**6049**-1) VHS, ca. 60 Minuten, in Farbe, mit Begleitbroschüre. ●●●●●*

FALKEN Video
Reiseziel Hawaii
(**6063**-7) VHS, ca. 60 Minuten, in Farbe, Kompaktreiseführer mit Panoramakarte im Taschenformat. ●●●●●*

FALKEN Video
Reiseziel Thailand
Exotisches Bangkok, traumhafte Strände, berühmte Tempel und Paläste.
(**6065**-3) VHS, ca. 60 Minuten, in Farbe, Kompaktreiseführer mit Panoramakarte im Taschenformat. ●●●●●*

FALKEN Video
Reiseziel Kanarische Inseln
Schöne Strände, interessante Exkursionen.
(**6065**-5) VHS, ca. 60 Minuten, in Farbe, Kompaktreiseführer mit Panoramakarte im Taschenformat. ●●●●●*

FALKEN Video
Reiseziel Irland
Entdeckungsreise mit Boot und Planwagen, präzise Informationen, praktische Tips.
(**6059**-9) VHS, ca. 60 Minuten, in Farbe, Kompaktreiseführer mit Panoramakarte im Taschenformat. ●●●●●*

FALKEN Video
Reiseziel Norwegen
Rundreise zu den schönsten Fjorden, präzise Informationen, praktische Tips.
(**6058**-0) VHS, ca. 60 Minuten, in Farbe, Kompaktreiseführer mit Panoramakarte im Taschenformat. ●●●●●*

Rat und Wissen

Der gute Ton
in Gesellschaft und Beruf.
(**0063**-4) Von I. Wolter, 80 S., 42 s/w-Fotos, 7 Zeichnungen, kartoniert. ●

Der gute Ton
im Privatleben.
(**1111**-3) Von I. Wolter, bearbeitet von Wolf Stenzel, 104 S., 42 s/w-Abbildungen, kartoniert. ●

Umgangsformen heute
Die Empfehlungen des Fachausschusses für Umgangsformen.
(**4015**-6) 252 S., 108 s/w-Fotos, 17 Zeichnungen, Pappband. ●●●

Benehmen bei Tisch
(**0988**-7) Von I. Cording, 80 S., 90 Farbfotos, 5 s/w-Zeichnungen, kartoniert. ●●

Krawatten
Fliegen, Schals und Tücher gekonnt binden
(**1072**-9) Von Y. Thalheim, H. Nadolny, 48 S., 129 Farbfotos, 1 s/w-Foto, Pappband. ●

Wir heiraten
Ratgeber zur Vorbereitung und Festgestaltung der Verlobung und Hochzeit.
(**4188**-8) Von C. Poensgen, 216 S., 8 s/w-Fotos, 30 s/w-Zeichnungen, 8 Farbtafeln, Pappband. ●●●

Von der Verlobung zur Goldenen Hochzeit
(**0393**-5) Von E. Runge, 112 S., kartoniert. ●

Hochzeits- und Bierzeitungen
Muster, Tips und Anregungen.
(**0288**-2) Von H.-J. Winkler, mit vielen Text- und Gestaltungsanregungen, 116 S., 15 Abb., 1 Musterzeitung, kartoniert. ●

Die Silberhochzeit
Vorbereitung · Einladung · Geschenkvorschläge · Dekoration · Festablauf · Menüs · Reden · Glückwünsche. (**0542**-3) Von K. F. Merkle, 112 S., 41 Zeichnungen, kart. ●

Wie soll es heißen?
(**0211**-4) Von D. Köhr, 136 S., kartoniert. ●

Unsere beliebtesten Vornamen
(**1023**-0) Von A. F. W. Weigel, 160 S., 75 s/w-Fotos, Pappband. ●●

Kindergedichte, Lieder und Sketche für Hochzeitsfeiern
(**1112**-1) Von B. Lins, 72 S., 26 farbige Abbildungen, 15 Lieder, kartoniert. ●

Kindergedichte zur grünen, silbernen und goldenen Hochzeit
(**0318**-8) Von H.-J. Winkler, 104 S., 20 Abb., kartoniert. ●

Kindergedichte für Familienfeste
(**0860**-0) Von B. H. Bull, 96 S., 20 Zeichnungen, kartoniert. ●

Kindergedichte rund ums Jahr
(**1040**-0) Von A. Schweiggert, 80 S., 49 Zeichnungen, 6 Vignetten, kartoniert. ●

Ins Gästebuch geschrieben
(**0576**-8) Von K. H. Trabeck, 96 S., 24 Zeichnungen, kartoniert. ●

Der Verseschmied
Kleiner Leitfaden für Hobbydichter. Mit Reimlexikon.
(**0597**-0) Von T. Parisius, 96 S., 28 Zeichnungen, kartoniert. ●

Die schönsten Volkslieder
(**0432**-X) Hrsg. D. Walther, 128 S., mit Noten und Zeichnungen, kartoniert. ●

Wo man singt ...
Lieder aus Deutschland
(**4507**-7) Hrsg. von R. Werion, Prof. H. Rauhe, H. R. Beierlein, 288 S., 217 Farbzeichnungen, Pappband. ●●●

Neue Glückwunschfibel
für groß und klein. (**0156**-8) Von R. Christian-Hildebrandt, 96 S., 13 Vignetten, kartoniert. ●

Großes Buch der Glückwünsche
(**0255**-6) Hrsg. von O. Fuhrmann, 176 S., 77 Zeichnungen und viele Gestaltungsvorschläge, kartoniert. ●●

Verse fürs Poesiealbum
(**0241**-6) Von I. Wolter, 96 S., 20 Abb., kartoniert. ●

Heiter und besinnliche
Verse fürs Poesiealbum
(**1069**-9) Von B. H. Bull, 160 S., 70 zweifarbige Illustrationen, Pappband. ●●

Reden und Ansprachen
für jeden Anlaß. (**4009**-1) Hrsg. von F. Sicker, 454 S., gebunden. ●●●●

Die Kunst der freien Rede
Ein Intensivkurs mit vielen Übungen, Beispielen und Lösungen.
(**4189**-6) Von G. Hirsch, 232 S., 11 Zeichnungen, Pappband. ●●●

Festreden und Vereinsreden
Muster für alle Gelegenheiten
(**0069**-3) Von K. Lehnhoff, E. Ruge, 96 S., kartoniert. ●

Trinksprüche, Gästebuchverse, Richtsprüche
(**0224**-6) Von D. Kellermann, 96 S., kartoniert. ●

Glückwünsche, Toasts und Festreden zur Hochzeit
(**0264**-5) Von I. Wolter, 112 S., 18 Zeichnungen, kartoniert. ●

Reden zur Taufe, Kommunion und Konfirmation
(**0751**-5) Von G. Georg, 96 S., kartoniert. ●

Reden zu Familienfesten
Musteransprachen für viele Gelegenheiten
(**0675**-6) Von G. Georg, 112 S., kartoniert. ●

Reden im Verein
Musteransprachen für viele Gelegenheiten
(**0703**-5) Von G. Georg, 112 S., kartoniert. ●

Reden zum Jubiläum
Musteransprachen für viele Gelegenheiten
(**0595**-4) Von G. Georg, 112 S., kartoniert. ●

Reden und Sprüche zu Grundsteinlegung, Richtfest und Einzug
(**0598**-0) Von A. Bruder, G. Georg, 96 S., kartoniert. ●

Die überzeugende Rede
Mehr Erfolg durch bessere Rhetorik
(**0076**-6) Von K. Wolter, G. Kunz, 96 S., kartoniert. ●

Moderne Korrespondenz
Handbuch für erfolgreiche Briefe
(**4014**-8) Von H. Kirst und W. Manekeller, 544 S., Pappband. ●●●●

Musterbriefe
für alle Gelegenheiten.
(**0231**-9) Hrsg. von O. Fuhrmann, 240 S., kartoniert. ●●

FALKEN-Software
Musterkorrespondenz in Deutsch, Englisch, Französisch, Italienisch, Spanisch
(**7041**-1) Diskette 5 1/4″ für IBM-PC + Kompatible, mit Begleitbroschüre. ●●●●●*
(**7051**-9) Diskette 3 1/2″ für IBM-PC + Kompatible, mit Begleitbroschüre. ●●●●●*

FALKEN-Software
TEXAD
Das komfortable Korrespondenzprogramm für den privaten und geschäftlichen Bereich (**7017**-9) 2 Disketten für IBM-PC + Kompatible, 5 1/4", mit Begleitheft, **DM 198,–***, S 1980,-*, SFr 198,–*.
(**7048**-9) Diskette 3 1/2", mit Handbuch. ●●●●●*

(**7049**-7) Demo-Version 5 1/4", o. Handbuch. ●●*

(**7050**-0) Demo-Version 3 1/2", o. Handbuch. ●●*

Privatbriefe
Muster für alle Gelegenheiten. (**0114**-2) Von I. Wolter-Rosendorf, 112 S., kart.●

Erfolgstips für den Schriftverkehr
Briefgestaltung · Rechtschreibung · Zeichensetzung · Stil. (**0678**-0) Von U. Schoenwald, 112 S., kart.●

Geschäftliche Briefe
des Privatmanns, Handwerkers, Kaufmanns (**0041**-3) Von A. Römer, 124 S., kart. ●

Behördenkorrespondenz
Musterbriefe · Anträge · Einsprüche (**0412**-5) Von E.Ruge, 112 S., kart.●

Worte und Briefe der Anteilnahme
(**0464**-8) Von E. Ruge, 96 S., mit vielen Abb., kart. ●

Briefe zu Geburt und Taufe
Glückwünsche und Danksagungen. (**0802**-3) Von H. Beitz, 96 S., 12 Zeichnungen, kart. ●

Briefe zum Geburtstag
Glückwünsche und Danksagungen. (**0822**-8) Von H. Beitz, 104 S., 22 Zeichnungen, kart. ●

Briefe der Liebe
Anregungen für gefühlvolle und zärtliche Worte. (**0903**-8) Hrsg. von H. Beitz, 96 S., 4 Zeichnungen, kart. ●

Erziehungsgeld, Mutterschutz, Erziehungsurlaub
Das neue Recht für Eltern
(**0835**-X) Von J. Grönert, 144 S., kart. ●

Liebe ja – Ehe nein
Die nichteheliche Lebensgemeinschaft (**1071**-0) Von T. Drewes, 104 S., 8 s/w-Zeichnungen, kartoniert. ●

Scheidung und Unterhalt
nach dem neuen Eherecht.
(**0403**-6) Von T.Drewes, 112 S., mit Kosten und Unterhaltstabellen, kart. ●

Testament und Erbschaft
Erbfolge, Rechte und Pflichten der Erben, Erbschafts- und Schenkungssteuer, Mustertestamente. (**4139**-X) Von T. Drewes, R. Hollender, 304 S., Pappband. ●●●

Der letzte Wille
Ratgeber für Erblasser, Erben und Hinterbliebene in Rechts-, Versorgungs- und Steuerfragen (**0939**-9) Von T. Drewes, 136 S., 9 s/w-Zeichnungen, kart. ●●

Mietrecht
Leitfaden für Mieter und Vermieter
(**0479**-6) Von J. Beuthner, 196 S., kart. ●●

Präzise Ratschläge für **Ihre optimale Rente**
Vorbereitung · Berechnungsgrundlagen · Gesetzesänderungen · Individuelle Rechenbeispiele. (**0806**-6) Von K. Möcks, 96 S., 24 Formulare, 1 Graphik, kart. ●

Haushaltstips praktisch und umweltfreundlich
(**1046**-X) Von K. Winkell, 96 S., 36 Zeichnungen, kartoniert. ●

Haushaltstips von A – Z
(**0759**-0) Von A. Eder, 80 S., 30 Zeichnungen, kartoniert. ●

Der Umweltfahrplan
Ein praktischer Ratgeber für Haushalt und Familie
(**1103**-2) Von K. Riedesser, hrsg. von der Aktionsgemeinschaft Umwelt, Gesundheit, Ernährung e. V., Hamburg, 144 S., 34 s/w-Zeichnungen, kart. ●

Wege zum Börsenerfolg
Aktien · Anleihen · Optionen
(**4275**-2) Von H. Krause, 252 S., 4 s/w-Fotos, 86 Zeichnungen, Pappband. ●●●●

FALKEN-Software
Börsenfieber
Spielend spekulieren mit Geld und Aktien (**7016**-0) IBM-PC und Kompatible, Diskette 5 1/4", mit Begleitheft, ●●●●●*

(**7026**-8) für C 64/C 128 PC, mit Begleitheft
(**7027**-6) für Atarai ST 520/1040, mit Begleitheft
(**7028**-4) für Amiga, mit Begleitheft
(**7044**-6) für IBM PC + Kompatible, Diskette 3 1/2" , mit Begleitheft.

FALKEN-Software
Börsenfieber
Über 100 neue Ereignisse
(**7066**-7) Diskette 5 1/4" für IBM-PC + Kompatible, mit Begleitbroschüre. ●●●*
(**7067**-5) Diskette 3 1/2" für IBM-PC + Kompatible, mit Begleitheft. ●●●*

FALKEN-Software
Broker King
Cash und crash an der Terminbörse. Mit Warentermingeschäft und Optionshandel (**7057**-8) Diskette 5 1/4" für IBM-PC + Kompatible, mit Begleitbroschüre. ●●●●● *

(**7058**-6) Diskette 3 1/2" für IBM-PC + Kompatible, mit Begleitbroschüre. ●●●●●*

Richtige Groß- und Kleinschreibung
durch neue, vereinfachte Regeln. Erläuterungen der Zweifelsfragen anhand vieler Beispiele.
(**0897**-X) Von Prof. Dr. Ch. Stetter, 96 S., kart. ●

Gutes Deutsch schreiben und sprechen (**4432**-1) Von W. Manekeller, Dr. G. Reinert-Schneider, 416 S., durchgehend zweifarbig, Pappband. ●●●●

Mehr Erfolg in der Schule
Deutsche Rechtschreibung und Grammatik
Übungen und Beispiele für die Klassen 5-10. (**4407**-0) Von K. Schreiner, 256 S., durchgehend zweifarbig, Pappband. ●●●●

Richtiges Deutsch Rechtschreibung · Zeichensetzung · Grammatik · Stilkunde. (**0551**- 2) Von K. Schreiner, 128 S., 7 Zeichnungen, kart. ●

Besseres Deutsch
Mit Übungen und Beispielen für Rechtschreibung, Diktate, Zeichensetzung, Aufsätze, Grammatik, Literaturbetrachtung, Stil, Briefe, Fremdwörter, Reden.
(**4115**-2) Von K. Schreiner, 444 S., 7 s/w-Fotos, 27 Zeichnungen, Pappband. ●●●

Richtige Zeichensetzung
durch neue, vereinfachte Regeln. Erläuterungen der Zweifelsfragen anhand vieler Beispiele.
(**0744**-4) Von Prof. Dr. Ch. Stetter, 160 S., kart. ●

Diktate besser schreiben
Übungen zur Rechtschreibung für die Klassen 4 bis 8
(**0469**-9) Von K. Schreiner, 152 S., 31 Zeichnungen, kartoniert. ●●

Deutsche Grammatik
Ein Lern- und Übungsbuch
(**0704**-3) Von K. Schreiner, 122 S., kart. ●

Aufsätze besser schreiben
Förderkurs für die Klassen 4 – 10
(**0429**-X) Von K. Schreiner, 144 S., 31 Abb., kartoniert. ●●

Mehr Erfolg in der Schule
Der Deutschaufsatz
Übungen und Beipiele für die Klassen 5-10. (**4271**-X) Von K. Schreiner, 240 S., 4 s/w-Fotos, 51 Zeichnungen, Pappband. ●●●

Mehr Erfolg in der Schule
Deutsch
Textinterpretation, Literaturgeschichte und Stilkunde
(**4483**-6) Von K. Schreiner, 272 S., 43 zweifarbige Zeichnungen, Pappband. ●●●●

Mehr Erfolg in der Schule **Mathematik 1**
Arithmetik und Algebra. Übungen, Beispiele und Lösungen für die Klassen 5 bis 10. (**4420**-8) Von R. Müller-Fonfara, 256 S., 193 Zeichn., 2 s/w-Fotos, Pappband. ●●●

Mehr Erfolg in der Schule
Mathematik 2
Geometrie, Statistik, Wahrscheinlichkeitsrechnung und kaufmännisches Rechnen (**4456**-9) Von R. Müller-Fonfara, W. Scholl, 256 S., 6 s/w-Fotos, 304 Zeichnungen, Pappband. ●●●

Mathematische Formeln für Schule und Beruf
Mit Beispielen und Erklärungen.
(**0499**-0) Von R. Müller-Fonfara, 156 S., 210 Zeichnungen, kart. ●

Schülerlexikon der Mathematik
Formeln, Übungen und Begriffserklärungen für die Klassen 5 – 10
(**0430**-3) Von R. Müller-Fonfara, 176 S., 96 Zeichnungen, kart. ●

Mathematik-Textaufgaben leicht gelöst
Aufgaben · Lösungsstrategien · Anwendungsbeispiele
(**1022**-2) Von R. Müller-Fonfara, 128 S., 4 Zeichnungen, kartoniert. ●●

Rechnen aufgefrischt für Schule und Beruf. (**0100**-2) Von H. Rausch, 144 S., kart. ●

FALKEN-Software
Wirtschaftsrechnen in Beruf und Alltag
(**7037**-3) Diskette für IBM-PC und Kompatible, mit Begleitheft. ●●●●●*

Mehr Erfolg in der Schule
Physik
Mechanik · Wärmelehre · Optik · Elektrizität · Atomphysik
(**4448**-8) Von Dr. T. Neubert, 240 S., 219 Zeichnungen, Pappband. ●●●●

Physik verständlich
Förderkurs für die Klassen 7 bis 10
(**0926**-7) Von Dr. Th. Neubert, 136 S., 146 s/w-Zeichnungen, 166 Aufgaben, kart. ●●

Besseres Englisch
Grammatik und Übungen für die Klassen 5 bis 10.
(**0745**-0) Von E. Henrichs, 144 S., kart. ●●

Mehr Erfolg in der Schule
Englische Grammatik
Regeln und Übungen für die Klassen 5 bis 13 (**4431**-3) Von E. Henrichs-Kleinen, 256 S., durchgehend zweifarbig, Pappband. ●●●

FALKEN-Software
Business English for Secretaries
Lernen und üben in berufsbezogenen Situationen (**7035**-7) Diskette 5 1/4" für IBM-PC + Kompatible, mit Begleitbroschüre. ●●●●●*

(**7059**-4) Diskette 3 1/2" für IBM-PC + Kompatible, mit Begleitbroschüre. ●●●●●*

FALKEN-Software
The Grammar-Master
Englische Grammatik üben und beherrschen (**7002**-0) Diskette für den C 64/C 128 PC ●●●●*

(**7030**-6) Diskette für IBM-PC + Kompatible, mit Begleitheft. ●●●●● *

(**7031**-4) Diskette für Atari ST 520/1040, mit Begleitheft. ●●●●● *

(**7032**-2) Diskette für Amiga, mit Begleitheft. ●●●●●*

FALKEN-Software
Vokabeltrainer Englisch
Von B. Hoppius. (**7001**-2) 2 Disketten für C 64/C 128 PC mit Begleitheft. ●●●●●*
(**7007**-1) Wendediskette für Atari ST 520/1040, mit Begleitheft. ●●●●●*
(**7034**-9) Diskette 5 1/4" für IBM-PC + Kompatible, mit Begleitheft. ●●●●●*
(**7084**-5) Diskette 3 1/2" für IBM-PC + Kompatible, mit Begleitheft. ●●●●●*

FALKEN-Software
Vokabeltrainer Französisch
Über 2000 Vokabeln und Redewendungen frei erweiterbar
(**7018**-7) Systemdiskette u. Wendediskette für C 64/C 128 PC, mit Begleitheft, (**7019**-5) Diskette 5 1/4" für IBM-PC und Komp., mit Begleitheft. ●●●●●*

FALKEN-Software
Je finis, tu finis... maitrisez la grammaire française
Französische Grammatik lernen und beherrschen
(**7053**-5) Diskette 5 1/4" für IBM-PC + Kompatible, mit Begleitbroschüre. ●●●●●*
(**7069**-1) Diskette 3 1/2" für IBM-PC + Kompatible, mit Begleitbroschüre. ●●●●●*

FALKEN-Software
Le monde des affaires en français
Wirtschaftsfranzösisch leicht gelernt
(**7064**-3) Diskette 5 1/4" für IBM-PC + Kompatible, mit Begleitbroschüre. ●●●●●*
(**7068**-3) Diskette 3 1/2" für IBM-PC + Kompatible, mit Begleitbroschüre. ●●●●●*

Besseres Französisch
Grammatik und Übungen für die Klassen 9 bis 11
(**1039**-7) Von R. Lübke, 114 S., durchgehend zweifarbig, kartoniert. ●●

FALKEN-Software
Vokabeltrainer Italienisch
Über 2000 Vokabeln und Redewendungen frei erweiterbar.
(**7065**-9) Diskette 5 1/4" für IBM-PC + Kompatible, mit Begleitbroschüre. ●●●●●*
(**7064**-0) Diskette 3 1/2" für IBM-PC + Kompatible, mit Begleitbroschüre. ●●●●●*

FALKEN-Software
Vokabel Trainer Latein
Über 2000 Vokabeln und Redewendungen frei erweiterbar
(**7022**-5) Von B. Hoppius, Wendediskette für C 64/C 128 PC, mit Begleitheft. ●●●●●*
(**7033**-0) Diskette 5 1/4" für IBM-PC + Kompatible, mit Begleitheft. ●●●●●*
(**7085**-3) Diskette 3 1/2" für IBM-PC + Kompatible, mit Begleitheft. ●●●●●*

Schnell und sicher zum Führerschein
Tips und Tricks aus 30jähriger-Fahrschul-Praxis.
(**0921**-6) Von O. Einert, 152 S., 156 Farbfotos, 161 z. T. farb. Zeichnungen, kart. ●●

FALKEN-Software
Schnell und sicher zum Führerschein
Intensivtraining mit dem amtlichen Fragenkatalog
(**7024**-1) Diskette für Atari ST 520/1040, mit Begleitheft. ●●●●● *
(**7029**-2) Diskette für Amiga, mit Begleitheft. ●●●●●*

Erfolgreiche Bewerbung um einen Ausbildungsplatz
(**0715**-9) Von H. Friedrich, 128 S., kart. ●

Bewerbungsstrategien
Erfolgreiche Konzepte für Karrierebewußte
(**1027**-3) Von Dr. W. Reichel, 128 S., kartoniert. ●●

Karriereplanung mit System
Bewerbungsstrategien für erfolgsorientierte Frauen
(**4455**-0) Von R. Ibelgaufts, 144 S., 20 Cartoons, Pappband. ●●

Die Bewerbung
Der moderne Ratgeber für Bewerbungsbriefe, Lebenslauf und Vorstellungsgespräche.
(**4138**-1) Von W. Manekeller, 264 S., Pappband. ●●●

Die erfolgreiche Bewerbung
Bewerbung und Vorstellung
(**0173**-8) Von W. Manekeller, U. Schoenwald, 144 S., kartoniert. ●●

Lebenslauf und Bewerbung
Beispiele für Inhalt, Form und Aufbau
(**0428**- 1) Von H. Friedrich, 112 S., kart. ●

Erfolgreiche Bewerbungsbriefe und Bewerbungsformen
(**0138**-X) Von W. Manekeller, U. Schoenwald, 88 S., kart. ●

Vorstellungsgespräche
sicher und erfolgreich führen.
(**0636**-5) Von H. Friedrich, 144 S., kart. ●

Keine Angst vor Einstellungstests
Ein Ratgeber für Bewerber.
(**0793**-6) Von Ch. Titze. 120 S., 67 Zeichnungen, kart. ●

FALKEN-Software
Einstellungstests
(**7013**-6) Von B. Hoppius, Wendediskette für C 64/C 128 PC, mit Begleitheft. ●●●●*

Die ersten Tage am neuen Arbeitsplatz
Ratschläge für den richtigen Umgang mit Kollegen und Vorgesetzten
(**0855**-4) Von H. Friedrich, 104 S., kart. ●

Zeugnisse im Beruf
richtig schreiben, richtig verstehen
(**0544**-X) Von H. Friedrich, 112 S., kart. ●

So lernt man leicht und schnell
Maschinenschreiben
Lehrbuch für Schulen, Lehrgänge und Selbstunterricht. (**0568**-7) Von M. Kempkes, 112 S., 48 Zeichnungen, kart. ●●

FALKEN-Software
Maschinenschreiben und Tastaturtraining für Computer
(**7009**-8) Von B. Hoppius, Diskette 5 1/4" u. 3 1/2" für IBM-PC + Kompatible, mit Begleitheft. ●●●●●*

Maschinenschreiben im Selbstunterricht
(**0170**-3) Von A. Fonfara, 88 S., kart. ●

Buchführung leicht gemacht
Ein methodischer Grundkurs für den Selbstunterricht. (**4238**-8) Von D. Machenheimer, R. Kersten, 252 S., Pappband. ●●●●

Buchführung leicht gefaßt
Für Handwerker, Gewerbetreibende und freiberuflich Tätige. (**0127**-4) Von R. Pohl, 104 S., kart. ●

Stenografie leicht gelernt
im Kursus oder Selbstunterricht
(**0266**-1) Von H. Kaus, 64 S., kart. ●

Gitarre spielen
Ein Grundkurs für den Selbstunterricht
(**0534**-2) Von A. Roßmann, 96 S., 1 Schallfolie, 150 Zeichnungen, kart. ●●●

Das große Buch der
Antworten auf Kinderfragen
(**4477**-1) Von H. Hofmann, U. Kopp, G. Jankovics u. a., 192 S., 308 Farbzeichnungen, Pappband. ●●●

Das neue, farbige
Jugendlexikon
(**4472**-0) Von J. Frey, D. Rex, 304 Seiten, 269 Farb- u. 52 s/w-Fotos, 6 Farbzeichn., Pappband. ●●●

Das große farbige Kinderlexikon
(**4195**-0) Von U. Kopp, 320 S., 493 Farbabb. 17 s/w-Fotos, Pappband. ●●●

Die Faszination der Philatelie
Briefmarken sammeln
(**4273**-6) Von D. Stein, 212 S., 124 s/w-Fotos, 24 Farbtafeln, Pappband. ●●●

Briefmarken sammeln
(**0481**-8) Von D. Stein, 120 S., 4 Farbtafeln, 98 s/w-Abbildungen, kartoniert. ●

Pfeiferauchen leicht gemacht
Die richtige Art, Tabak zu genießen
(**1026**-5) Von O. Pollner, 112 S., 125 Farbfotos, 5 zweifarbige-Abb., kart. ●●

Umweltschutz
Das Öko-Testbuch zur Eigeninitiative
(**4160**-8) Von M. Häfner, 352 S., 411 Farbfotos, 152 Farbzeichnungen, Pappband. ●●●●

Münzen
Ein Brevier für Sammler.
(**0353**-6) Von E. Dehnke, 128 S., 4 Farbtafeln, 17 s/w-Abb., kart. ●●

Astronomie im Bild
Unser Sternenhimmel rund ums Jahr
(**0849**-X) Von Dr. E. Übelacker, 88 S., 48 Farbfotos, 1 s/w-Foto, 68 Farbzeichn, kart. ●●

Astronomie als Hobby
Sternbilder und Planeten erkennen und benennen.
(**0572**-5) Von D. Block, 176 S., 16 Farbtafeln, 49 s/w-Fotos, 93 Zeichnungen, kart. ●●

Die Handschrift als Spiegel des Charakters
Graphologie
(**1025**-7) Von Dr. W. Busch, 104 S., 87 Schriftproben, kartoniert. ●

Familienforschung · Ahnentafel · Wappenkunde
Wege zur eigenen Familienchronik
(**0744**-2) Von P. Bahn, 128 S., 8 Farbtafeln. 30 Abbildungen, kart. ●●

Familienforschung und Wappenkunde
(**4485**-2) Von P. Bahn, 224 S., 114 zweifarbige Abbildungen, Pappband. ●●●●

Wie Sie im Schlaf das Leben meistern
Schöpferisch träumen
Der Klartraum als Lebenshilfe
(**4258**-2) Von Prof. D. P. Tholey, K. Utecht. 280 S., 1 s/w-Foto, 20 Zeichn., Pappband. ●●●

Traumdeutung
Die Bildersprache unserer Traumwelt entschlüsseln
(**4486**-0) Von G. Fink, 384 S., 74 zweifarbige Fotos, Pappband. ●●●●

Wahrsagen mit Tarot-Karten
(**0482**-6) Von E. J. Nigg, 112 S., 52 s/w-Abb., Pappband. ●

Die 12 Tierzeichen
Chinesisches Horoskop
(**0423**-0) Von G. Haddenbach, 88 S., kartoniert. ●

Die 12 Sternzeichen
Charakter, Liebe und Schicksal.
(**0385**-4) Von G. Haddenbach, 136 S., kart. ●●

Partnerschaftshoroskop
Glück und Harmonie mit Ihrem Traumpartner.
(**0587**-3) Von G. Haddenbach, 112 S., 11 Zeichnungen, kart. ●

Im Zeichen der Sterne
(**0951**-8) Der feurige Widder
(**0952**-6) Der willensstarke Stier
(**0953**-4) Die vielseitigen Zwillinge
(**0954**-2) Der feinfühlige Krebs
(**0955**-0) Der königliche Löwe
(**0956**-9) Die zuverlässige Jungfrau
(**0957**-7) Die charmante Waage
(**0958**-5) Der leidenschaftliche Skorpion
(**0959**-3) Der temperamentvolle Schütze
(**0960**-7) Der treue Steinbock
(**0961**-5) Der selbstbewußte Wassermann
(**0962**-3) Die romantischen Fische
Von G. Haddenbach, 64 S., 35 Farbfotos, Pappband. ●

Humor und Unterhaltung

Heitere Vorträge
(**0528**-8) Von E. Müller, 128 S., 14 Zeichnungen, kart. ●

So feiert man Feste fröhlicher
Heitere Vorträge und Gedichte
(**0098**-7) Von Dr. Allos, 96 S., 15 Abb., kart. ●

Heitere Vorträge und witzige Reden
Lachen, Witz und gute Laune
(**0149**-5) Von E. Müller, 104 S., 44 Abb., kart. ●

Da lacht das Publikum
Neue lustige Vorträge für viele Gelegenheiten.
(**0716**-7) Von H. Schmalenbach, 96 S., kart. ●

Gereimte Vorträge
für Bühne und Bütt.
(**0567**-9) Von G. Wagner, 96 S., kart. ●

Narren in der Bütt
Leckerbissen aus dem rheinischen Karneval.
(**0216**-5) Zusammengestellt von T. Lücker, 112 S., kart. ●

Damen in der Bütt
Scherze, Büttenreden, Sketche
(**0354**-4) Von T. Müller, 136 S., kart. ●

Wir feiern Karneval
Festgestaltung und Reden für die närrische Zeit.
(**0904**-6) Von M. Zweigler, 120 S., 7 Zeichnungen, kart. ●

Helau und Alaaf 1 Närrisches aus der Bütt.
(**0304**-8) Von E. Müller, 112 S., 4 Zeichnungen, kart. ●

Helau und Alaaf 2
Neue Büttenreden für Sie und Ihn
(**0477**-X) Von E. Luft, 96 S., kart. ●

Helau und Alaaf 3
Neue Reden für die Bütt.
(**0832**-5) Von H. Fauser, 112 S., 13 Zeichnungen, kart. ●

Helau und Alaaf 4
Neue Büttenreden für Sie und Ihn
(**0983**-6) Hrsg. H. Fauser, 96 S., 15 s/w-Zeichn., zahlreiche Vignetten, kart. ●

Sketche und Blackouts zum Nachspielen
(**0941**-0) Von E. Cohrs, 112 S., 12 Zeichnungen, kart. ●

Vorhang auf!
Neue Sketche für jung und alt.
(**0898**-8) Von H. Pillau, 96 S., 22 Zeichnungen, kart. ●

Witzige Sketche zum Nachspielen
(**0511**-3) Von D. Hallervorden, 112 S., kart. ●●

Tolle Sketche
mit zündenden Pointen – zum Nachspielen.
(**0656**-X) Von E. Cohrs, 112 S., kart. ●

Vergnügliche Sketche
(**0476**-1) Von H. Pillau, 96 S., 7 Zeichn., kart. ●

Lustige Sketche
Kurze Theaterstücke für Jungen und Mädchen
(**0669**-1) Von U. Lietz, U. Lange, 96 S., kart. ●

Spielbare Witze für Kinder
(**0824**-4) Von H. Schmalenbach, 112 S., 30 Zeichnungen, kart. ●

Die besten Beamtenwitze
(**0574**-1) Von W. Pröve, 80 S., 39 Zeichnungen, kart. ●

Witzig, witzig
(**0507**-5) Von E. Müller, 128 S., 16 Zeichnungen kart. ●

Die besten Kinderwitze
(**0757**-4) Von K. Rank, 112 S., 28 Zeichnungen, kart. ●

Lach mit!
Witze für Kinder, gesammelt von Kindern.
(**0468**-0) Von W. Pröve, 96 S., 17 Zeichnungen, kart. ●

Spiele und Denksport

Neues Buch der siebzehn und vier Kartenspiele
(**0095**-2) Von K. Lichtwitz, 96 S., kart. ●

Alles über Pokern
Regeln und Tricks.
(**2024**-4) Von C. D. Grupp, 112 S., 29 Kartenbilder, kart. ●

Romme' und Canasta
in allen Variationen.
(**2025**-2) Von C. D. Grupp, 88 S., 24 Zeichnungen, kart. ●

Doppelkopf, Schafkopf, Binokel, Cego, Tarock und andere Stammtischspiele.
(**2015**-5) Von C. D. Grupp, 112 S., kart. ●

Black Jack
Regeln und Strategien des Kasinospiels.
(**2032**-3) Von K. Kelbratowski, 88 S., kart. ●

Spielend Skat lernen
unter freundlicher Mitarbeit des Deutschen Skatverbandes.
(**2005**-8) Von Th. Krüger, 120 S., 181 s/w-Fotos, 22 Zeichn., kart. ●

Patiencen
In Wort und Bild. (**2003**-1) Von I. Wolter-Rosendorf, 120 S., kart. ●

Neue Patiencen
(**2036**-8) Von H. Sosna, 160 S., 43 Farbtafeln, kart. ●●

Falken-Handbuch **Bridge**
Von den Grundregeln zum Turnierspiel.
(**4092**-X) Von W. Voigt und K. Ritz, 280 S., 792 Zeichnungen, gebunden. ●●●●

Spielend Bridge lernen
(**2012**-0) Von J. Weiss, 96 S., 58 Zeichnungen, kart. ●

Präzisions-Treff im Bridge
(**2037**-6) Von E. Jannersten, 152 S. kart. ●●

Spieltechnik im Bridge
(**2004**-X) Von V. Mollo und N. Gardener, deutsche Adaption von D. Schröder, 152 S., kart. ●●●

Neue Kartentricks
(2027-9) Von K. Pankow, 104 S., 20 Abb., kart. ●

Das japanische Brettspiel Go
(**2020**-1) Von W. Dörholt, 104 S., 182 Diagramme, kart. ●

Mah-Jongg
Das chinesische Glücks-, Kombinations- und Gesellschaftsspiel. (**2030**-9) Von U. Eschenbach, 80 S., 30 s/w-Fotos, 5 Zeichn., kart. ●

Backgammon
für Anfänger und Könner. (**2008**-2) Von G. W. Fink und G. Fuchs, 104 S., 41 Abb., kart. ●

Das Backgammon-Handbuch
(**4422**-4) Von E. Heyken, M. B. Fischer, 232 S., 400 Abbildungen, Pappband. ●●●●

Würfelspiele
für jung und alt. (**2007**-4) Von F. Pruss, 112 S., 21 s/w-Zeichnungen, kart. ●

Roulette richig gespielt
Systemspiele, die Vermögen brachten.
(**0121**-5) Von M. Jung, 96 S., zahlreiche Tabellen, kart. ●

Spiele für Party und Familie
(**2014**-7) Von Rudi Carrell, 80 S., 22 Zeichnungen, kart. ●

Neue Spiele für Ihre Party
(**2022**-8) Von G. Blechner, 120 S., 54 Zeichnungen, kartoniert. ●

Lustige Tanzspiele und Scherztänze
für Partys und Feste.
(**0165**-7) Von E. Bäulke, 80 S., 53 Abb., kart. ●

Das Spiel mit der Schwerkraft
Jonglieren
Mit Bällen, Keulen, Ringen und Diabolo.
(**1009**-5) Von S. Peter, 80 S., 149 Farbfotos, kartoniert. ●●

Magische Zaubereien
(**0672**-1) Von W. Widenmann, 64 S., 31 Zeichnungen, kart. ●

Zaubern
einfach – aber verblüffend.
(**2018**-X) Von D. Bouch, 84 S., 41 Zeichnungen, kart. ●

Scherzfragen, Drudel und Blödeleien
gesammelt von Kindern.
(**0506**-7) Hrsg. von W. Pröve, 80 S., 57 Zeichnungen, kart. ●

Kinderspiele
die Spaß machen.
(**2009**-0) Von H. Müller-Stein, 104 S., 28 Abb., kart. ●

Kinderspiele mit Buchstaben und Wörtern
(**1041**-9) Von Dr. U. Vohland, 96 S., 53 Zeichnungen, kartoniert. ●

Spiel und Spaß am Krankenbett
für Kinder und die ganze Familie.
(**2035**-X) Von H. Bücken, 96 S., 97 Zeichnungen, kart. ●

Spiele im Freien
(**2038**-4) Von G. Wagner, 88 S., 20 zweif. Zeichnungen, kartoniert. ●

Spiel und Spaß zu Hause
(**2039**-2) Von U. Geißler, 80 S., 90 zweifarbige Abbildungen, kart. ●

Spiel und Spaß auf Reisen
Für Kinder und die ganze Familie
(**1085**-0) Von U. Geißler, 80 S., 107 zweifarbige Zeichnungen, kart. ●

Guten Tag, Kinder!
Neue Texte mit Spielanleitungen fürs Kasperletheater. (**0861**-9) Von U. Lietz, 96 S. 18 s/w-Zeichnungen, kart. ●

Kasperletheater
Spieltexte und Spielanleitungen · Basteltips für Theater und Puppen.
(**0641**-1) Von U. Lietz, 114 S., 4 Farbtafeln, 12 s/w-Fotos, 39 Zeichnungen, kart. ●

Kindergeburtstage, die keiner vergißt
Planung, Gestaltung, Spielvorschläge.
(**0698**-5) Von G. und G. Zimmermann, 104 S., 80 Vignetten, kart. ●

Kindergeburtstag
Vorbereitung, Spiel und Spaß.
(**0287**-4) Von Dr. I. Obrig, 136 S., 40 Abb., 11 Zeichnungen, 9 Lieder mit Noten, kart. ●

Unvergeßliche Kinderfeste
Tolle Dekorationen, Spiele, Sketche für drinnen und draußen
(**4457**-7) Von Dr. G. Hennekemper, 192 S., 111 Farbfotos, 214 Farb- und 14 s/w-Zeichnungen, 4 Seiten Schnittmuster, Pappband. ●●●

Knobeleien und Denksport
(**2019**-8) Von K. Rechberger, 142 S., 105 Zeichnungen, kart. ●

Das Super-Kreuzwort-Rätsel-Lexikon
Über 150.000 Begriffe.
(**4279**-5) Von H. Schiefelbein, 688 S., Pappband. ●●

Computerbücher und Software

'ALKEN Computer Lexikon
4185-3) 312 S., 173 s/w-Fotos, Pappband.
●●

Computer-Grundwissen
:ine Einführung in Funktion und Einsatzmög-
ichkeiten. (**4359**-7) Von Chr. T. Wolff, 176 S., 93 Farb- und 12 s/w-Fotos, 37 Computer-
grafiken, kartoniert. ●●● (**4358**-9) Papp-
band. ●●●●

)aten-Fernübertragung
'om Akustikkoppler bis zum lokalen Netz-
verk
4325-2) Von P. C. den Heijer, R. Tolsma, 272 S., zahlreiche Abb., kartoniert. ●●●●●

Aicrosoft Excel
'abellenkalkulationen, Geschäftsgrafik und Datenbank im Selbststudium für alle Versio-
nen bis 2.1. Mit Tutor-Diskette.
4333-3) Von P. Vogel, M. Hofmann, 176 S., 12 zweifarbige Abb., kartoniert. ●●●●●

)esktop Publishing: Typografie und Layout
ieiten gestalten am PC · für Einsteiger und 'rofis
4330-9) Von Dr. H. D. Baumann, M. Klein, 320 S., zahlreiche zweifarbige Abb., Papp-
band. ●●●●●

:infühung in Pascal
;arantiert Pascal lernen durch schrittweise 'rarbeitung
4329-5) Von R. Röder, 270 S., durchgehend zweifarbig, Pappband. ●●●●●

:inführung in C
4336-8) Von A. Janka, P. Welzig, 270 S., zahlreiche Abbildungen, mit Begleitdiskette 5 1/4", Pappband. ●●●●●

'C HELP!
:ONFIG.SYS und AUTOEXEC. BAT
)ptimale Systemkonfiguration
4338-4) Von A. Görgens, 64 S., ca. 50 s/w-
Abbildungen und Grafiken, kartoniert. ●●

'C HELP!
)OS-Kommandos richtig nutzen
4339-2) Von A. Görgens, 64 S., ca. 50 s/w-
Abbildungen und Grafiken, kartoniert. ●●

'C HELP!
)ateien retten mit Norton Utilities und 'C-Tools
4340-6) Von A. Görgens, 64 S., ca. 50 s/w-
Abbildungen und Grafiken, kartoniert. ●●

'C HELP!
3atch-Dateien – DOS-Abläufe selber estlegen
4341-4) Von A. Görgens, 64 S., ca. 50 s/w-
Abbildungen und Grafiken, kartoniert. ●●

C HELP!
Vord – Serienbriefe
4342-2) Von P. Vogel, 64 S., ca. 50 s/w-
Abbildungen und Grafiken, kartoniert. ●●

C HELP!
;eschäftsgrafiken mit Lotus 1-2-3
4343-0) Von P. Vogel, 64 S., ca. 50 s/w-
Abbildungen und Grafiken, kartoniert. ●●

'C HELP!
)ie ersten Schritte mit dem PC
4344-9) Von P. Vogel, H. Ebsen, 64 S., ca. 50 s/w-Abbildungen und Grafiken, kart. ●●

'C HELP!
Aehr Speicher unter DOS nutzen
4345-7) Von K. O. Kuhl, 64 S., ca. 50 s/w-
Abbildungen und Grafiken, kartoniert. ●●

'C HELP!
/iren erkennen und beseitigen
4346-5) Von M. Hofmann, 64 S., ca. 50 s/w-
Abbildungen und Grafiken, kartoniert. ●●

PC HELP!
dBASE-Relationen richtig nutzen
(**4347**-3) Von M. Hofmann, 64 S., ca. 50 s/w-Abbildungen und Grafiken, kartoniert. ●●

PC HELP!
Termine steuern mit FRAMEWORK III
(**4348**-1) Von M. Hofmann, 64 S., ca. 50 s/w-Abbildungen und Grafiken, kartoniert. ●●

PC HELP!
Listendruck mit dBASE und kompatiblen Programmen
(**4349**-X) Von M. Hofmann, 64 S., ca. 50 s/w-Abbildungen und Grafiken, kartoniert. ●●

FALKEN Software
Einstellungstets
Die optimale Vorbereitung für Bewerber
(**7013**-6) Wendediskette für C 64/C 128 PC, mit Begleitheft. ●●●●*

FALKEN Software
Schnell und sicher zum
Führerschein
Intensivtraining mit dem amtlichen Fragenkatalog
(**7024**-1) für Atari ST 520/1040, mit Begleitheft. ●●●●●*
(**7029**-2) f. Amiga, mit Begleitheft. ●●●●●*

FALKEN Software
Maschinenschreiben und Tastaturtraining für Computer
(**7009**-8) Von B. Hoppius, Diskette 5 1/4" u. 3 1/2" für IBM PC + Kompatible, mit Begleitheft. ●●●●●*

FALKEN Software
Musterkorrespondenz in Deutsch, Englisch, Französisch, Italienisch, Spanisch
(**7041**-1) Diskette 5 1/4" für IBM-PC + Kompatible, mit Begleitbroschüre. ●●●●●*
(**7051**-9) Diskette 3 1/2" für IBM-PC + Kompatible, mit Begleitbroschüre. ●●●●●*

FALKEN Software
TEXAD
Text- und Adressenverwaltung
Mit Musterbriefen und Formularen für den privaten und geschäftlichen Bereich
(**7017**-9) für IBM-PC und Kompatible, Disk, 5 1/4", mit Begleitheft. ●●●●●*
(**7048**-9) Diskette 3 1/2", mit Handbuch. ●●●●●*
(**7049**-7) Demo-Version 5 1/4", ohne Handbuch. ●●*
(**7050**-0) Demo-Version 3 1/2", ohne Handbuch. ●●*

FALKEN Software
DOS-Tutor
DOS lernen, üben und beherrschen
(**7020**-9) Diskette 5 1/4" für IBM PC + Kompatible, mit Begleitheft. ●●●●●*
(**7021**-7) Diskette 3 1/2" für IBM PC + Kompatible, mit Begleitheft. ●●●●●*

FALKEN Software
Wirtschaftsrechnen in Beruf und Alltag.
(**7037**-3) Diskette für IBM PC + Kompatible, mit Begleitheft. ●●●●●*

FALKEN Software
Vokabeltrainer Englisch
Über 2000 Vokabeln und Redewendungen
(**7001**-2) Disk. für C 64/C 128 PC, mit Begleitheft ●●●●●*
(**7007**-1) Disk. für Atari ST 520/1040, mit Begleitheft. ●●●●●*

FALKEN Software
Take a Trip to Britain
Spielend Englisch lernen mit dem Computer
(**7004**-7) Diskette für C 64/C 128 PC, mit Begleitheft. ●●●●*
(**7039**-X) Diskette 5 1/4" für IBM-PC + Kompatible, mit Begleitheft. ●●●●●*

FALKEN Software
The Grammar Master
(**7002**-0) Diskette für C 64/C 128 PC, mit Begleitheft. ●●●●*
(**7030**-6) für IBM PC + Kompatible, mit Begleitheft. ●●●●●*
(**7031**-4) für Atari ST 520/1040, mit Begleitheft. ●●●●●*
(**7032**-2) für Amiga, mit Begleitheft. ●●●●●*

FALKEN Software
From Coast to Coast
Travelling through the USA
(**7040**-3) Diskette 5 1/4" für IBM-PC + Kompatible, mit Begleitbroschüre. ●●●●●*
(**7061**-6) Diskette 3 1/2" für IBM-PC + Kompatible, mit Begleitbroschüre. ●●●●●*

FALKEN Software
Vokabeltrainer Französisch
Über 2000 Vokabeln und Redewendungen frei erweiterbar.
(**7018**-7) Systemdisk. + Wendedisk. für C 64/C 128 PC, mit Begleitheft. (**7019**-5) Disk. für IBM-PC + Kompatible, mit Begleitheft. ●●●●●*

FALKEN Software
Je finis, tu finis ... maîtrisez la grammaire française
Französische Grammatik lernen und beherrschen
(**7053**-5) Diskette 5 1/4" für IBM-PC + Kompatible, mit Begleitbroschüre. ●●●●●*
(**7069**-1) Diskette 3 1/2" für IBM-PC + Kompatible, mit Begleitbroschüre. ●●●●●*

FALKEN Software
Le monde des affaires en français
Wirtschaftsfranzösisch leicht gelernt
(**7054**-3) Diskette 5 1/4" für IBM-PC + Kompatible, mit Begleitbroschüre. ●●●●●*
(**7068**-3) Diskette 3 1/2" für IBM-PC + Kompatible, mit Begleitbroschüre. ●●●●●*

FALKEN Software
Vokabeltrainer Italienisch
Über 2000 Vokabeln und Redewendungen frei erweiterbar.
(**7065**-9) Diskette 5 1/4" für IBM-PC + Kompatible, mit Begleitbroschüre. ●●●●●*
(**7064**-0) Diskette 3 1/2" für IBM-PC + Kompatible, mit Begleitbroschüre. ●●●●●*

FALKEN Software
Vokabeltrainer Latein
Über 2000 Vokabeln und Redewendungen frei erweiterbar.
(**7022**-5) Von B. Hoppius, 2 Wendedisketten für C 64/C 128 PC, mit Begleitheft.
(**7033**-0) Diskette für IBM-PC + Kompatible, mit Begleitheft. ●●●●●*

FALKEN Software
Börsenfieber
Spielend spekulieren mit Geld und Aktien
(**7016**-0) für IBM PC + Kompatible, Diskette 5 1/4", mit Begleitheft. ●●●●●*
(**7026**-8) für C 64/C 128 PC mit Begleitheft, (**7027**-6) für Atari ST 520/1040, mit Begleitheft, ●●●●●*
(**7028**-4) für Amiga, mit Begleitheft. ●●●●●*
(**7044**-6) für IBM PC + Kompatible, Diskette 3 1/2", mit Begleitheft. ●●●●●*
(**7038**-1) für C 64/128 C Kassette, mit Begleitheft, ●●●●*

FALKEN Software
Börsenfieber
Über 100 neue Ereignisse
(**7066**-7) Diskette 5 1/4" für IBM-PC + Kompatible, mit Begleitbroschüre. ●●●*
(**7067**-5) Diskette 3 1/2" für IBM-PC + Kompatible, mit Begleitbroschüre. ●●●*

FALKEN Software
Broker King
Cash und crash an der Terminbörse
(**7057**-8) Diskette 5 1/4" für IBM-PC + Kompatible, mit Begleitbroschüre. ●●●●●*
(**7058**-6) Diskette 3 1/2" für IBM-PC + Kompatible, mit Begleitbroschüre. ●●●●●*

Video

Hobby Aquarellmalen
Landschaft und Stilleben
(**6022**-X) VHS, 40 Min., in Farbe, mit Begleitheft. ●●●●*

Hobby Ölmalerei
Landschaft und Stilleben
(**6025**-4) VHS, 40 Min., in Farbe, mit Begleitheft. ●●●●*

Basteln mit Kindern
(**6041**-6) VHS, 60 Min., in Farbe, mit Vorlagen in Originalgröße, mit Begleitheft. ●●●*

Die Modelleisenbahn
Anlagenbau in Modultechnik
(**6028**-9) VHS, 30 Min., in Farbe. ●●●●*

Fit und Gesund
Körpertraining und Bodybuilding zu Hause
(**6013**-0) VHS, 30 Min., in Farbe, mit Begleitheft. ●●●●*

Golf
(**6053**-X) VHS, 60 Min., in Farbe, mit Begleitheft. ●●●●●*

Pflanzenjournal
Blumen- und Pflanzenpflege im Jahreslauf
(**6036**-X) VHS, 30 Min., mit Begleitheft. ●●●●*

Schnitt und Pflege von Bäumen und Sträuchern
(**6050**-5) VHS, 45 Min., in Farbe, mit Begleitheft. ●●●●*

Aktfotografie
Gestaltung/Technik/Spezialeffekte
Interpretationen zu einem unerschöpflichen Thema
(**6001**-7) VHS, 60 Min., in Farbe, mit Begleitheft. ●●●●●*

Videografieren
Technik/Bildgestaltung/Schnitt/Vertonung, Filmen mit Video 8
(**6031**-9) VHS,
60 Min., in Farbe, mit Begleitheft. ●●●●●*

Videografieren perfekt
Profitricks für Aufnahmetechnik und Nachbearbeitung
(**6042**-4) VHS, (**6043**-2) Beta, (**6044**-4) Video 8, 60 Min., in Farbe, mit Begleitheft. ●●●●●*

Streicheleinheiten für Körper und Seele
Partnermassage
(**6051**-3) VHS, 45 Min., in Farbe, mit Begleitheft. ●●●●●*

Reiseziel **New York**
Die schönsten Sehenswürdigkeiten, präzise Informationen, praktische Tips
(**6048**-3) VHS, 60 Min., in Farbe, mit Begleitheft. ●●●●●*

Reiseziel **Kalifornien**
San Franzisko und die schönsten Ziele in Kalifornien.
Präzise Informationen und praktische Tips
(**6049**-1) VHS, 60 Min., in Farbe, mit Begleitbroschüre. ●●●●●*

Reiseziel **Florida**
(**6054**-8) VHS, 60 Min., in Farbe, mit Begleitheft. ●●●●●*

Reiseziel **Hawaii**
Das Paradies im Stillen Ozean
(**6063**-7) VHS, ca. 60 Min., in Farbe, Timecode, Kompaktreiseführer mit Panoramakarte im Taschenformat. ●●●●●*

Info-Tour USA
Die Highlights aus dem FALKEN Reiseprogramm
(**6060**-2) VHS, 30 Min., in Farbe, mit Begleitheft. ●*

Reiseziel **USA**
(**6055**-6) VHS, 60 Min., in Farbe, mit Begleitheft. ●●●●●*

Reiseziel **Irland**
(**6059**-9) VHS, 60 Min., in Farbe, mit Begleitheft. ●●●●●*

Reiseziel **Norwegen**
Rundreise zu den schönsten Fjorden, präzise Informationen, praktische Tips.
(**6058**-0) VHS, ca. 60 Min., in Farbe, Timecode, Kompaktreiseführer mit Panoramakarte im Taschenformat. ●●●●●*

Reiseziel **Kanarische Inseln**
Schöne Strände, interessante Exkursionen
(**6064**-5) VHS, ca. 60 Min., in Farbe, Timecode, Kompaktreiseführer mit Panoramakarte im Taschenformat. ●●●●●*

Reiseziel **Thailand**
(**6065**-3) VHS, ca. 60 Min., in Farbe, Timecode, Kompaktreiseführer mit Panoramakarte im Taschenformat. ●●●●●*

Reiseziel **Berlin**
Kultur, Shopping, Erlebnis
(**6067**-X) VHS, ca. 60 Min., in Farbe, Timecode, Kompaktreiseführer mit Panoramakarte im Taschenformat. ●●●●●*

Körpersprache
verstehen und deuten
(**6046**-7) VHS, 60 Min., in Farbe, mit Begleitheft. ●●●●●*

Das erfolgreiche Vorstellungsgespräch
(**6047**-5) VHS, 60 Min., in Farbe, mit Begleitheft. ●●●●●*

Bestellschein

Erfüllungsort und Gerichtsstand für Vollkaufleute ist der jeweilige Sitz der Lieferfirma. Für alle übrigen Kunden gilt dieser Gerichtsstand für das Mahnverfahren. Falls durch besondere Umstände Preisänderungen notwendig werden, erfolgt Auftragserledigung zu dem bei der Lieferung gültigen Preis.

Ich bestelle hiermit aus dem Falken-Verlag GmbH, Postfach 1120, D-6272 Niedernhausen/Ts., durch die Buchhandlung:

Ex.

Ex.

Ex.

Ex.

Name: Datum:

Straße:

Ort: Unterschrift:

Die hier vorgestellten Bücher, Videokassetten und Software sind in folgende Preisgruppen unterteilt:

● Preisgruppe bis DM 10,–/S 79,–/SFr 10,–
●● Preisgruppe über DM 10,– bis DM 20,–, S 80,– bis S 160,–, SFr 10,– bis SFr 20,–
●●● Preisgruppe über DM 20,– bis DM 30,–, S 161,– bis S 240,–, SFr 20,– bis SFr 29,–
●●●● Preisgruppe über DM 30,– bis DM 50,–, S 241,– bis S 400,–, SFr 29,– bis SFr 48,–
●●●●● Preisgruppe über DM 50,–/S 401,–/SFr 48,–
*(unverbindliche Preisempfehlung)

Die Preise entsprechen dem Status beim Druck dieses Verzeichnisses (s. Seite 1) – Änderungen, im besonderen der Preise, vorbehalten –

Falken-Verlag GmbH · Postfach 1120 FALKEN **D-6272 Niedernhausen/Ts. · Tel.: 0 61 27/70 20**